U0031295

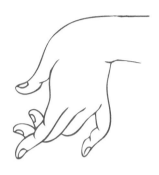

上醫治未病
健康好 Easy

楊麗華教你成為回春妙手

楊麗華——著

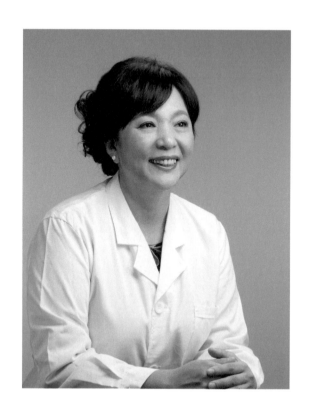

楊麗華

河南安陽人

1961出生於高雄
加拿大卑斯省（B.C.）註冊針灸師
廣州醫藥大學醫學博士
現任／
好心田亞健康管理集團首席指導教授
佛光會監獄布教師
佛光山各道場中醫經絡養生保健講師

未病先防
既病防變
病後防復

承擔起中醫傳承使命　堅守傳統醫學一片天

1988　自河南渡海來台的楊守田醫師，突破祖傳師授「傳子傳媳不傳女」的傳統，於「河南省楊氏嫡傳中醫推拿第十代」入門拜師典禮中，在不被長輩們看好的情況下，破例收楊麗華為十代傳承以來第二位女弟子。楊麗華肩負父親、同時也是入門師父的期盼下，奮力向學，堅持擔起中醫傳承的使命。

1989　全家人移居加拿大。

1998　畢業於加西中醫藥學院，在加國實習及行醫近十二年，以東方醫學造福無數患者；發起主辦兩岸三地的中醫學術交流；平日撥出許多時間以教育的專長帶領上千位青年，結合當地政府及社團參與各項公益慈善活動，其中以舉辦反毒品運動最令人動容與喝采！同年獲頒加西優秀青年。

1999　獲頒海外優秀青年、加西優秀婦女獎。

2001　返台之後，積極推廣「身心預防醫學」，行蹤遍及世界各地，曾任佛光山叢林學院社團指導老師、常受邀至政府單位、大專院校、社團主講中醫養生、生命教育等講座，每年平均近300場大小講座。
　　　同年獲聯合國頒贈「國際義工節」優秀義工獎（加拿大）。

2002　取得加拿大卑斯省（B.C.）註冊合格針灸師行醫資格。

2008　獲「世界佛教傑出女性獎」（泰國）。

2010　榮獲中華民國「全國好人好事八德獎」代表。

2016　取得廣州中醫藥大學醫學博士學位。

天天人間好時節

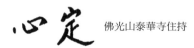

心定　佛光山泰華寺住持

　　楊麗華中醫師的大作要出版了，為她感到很高興，因為會有很多人因為這本書而更健康！一九九六年開始，我常在各種場合見到楊麗華，她不揀擇場地大小或人數多少，總是以陽光正面的穩健台風，或主持、或演講，台上台下互動熱絡。近十八年來，她擔任佛光監獄布教師，巡迴佛光山各道場、人間大學、服務弱勢身障朋友，堅定的奉獻願力，真可以稱作人間菩薩。

　　除了佛光山的大小活動，她一年超過兩百場的醫學保健講座，宣導「上醫治未病」的重要，海內外辛苦奔波，不計代價的諄諄告誡，充分體現「醫者父母心」的慈悲，用禪宗的話來說，是老婆心切。

　　楊家與我有四十年的因緣，父親楊守田醫師仁心仁術，到楊麗華這一代已是第十代，在父母皆好善行義的熏陶下，楊家子弟傳承門風，宣導健康管理、護持佛法、正知正見，令人感佩。

　　佛法裡，世間的真相可以用「無常的」、「緣起的」來說明，因為無常，世間萬物必然有「生、住、異、滅」的現象；人或動物，總有生、老、病、死的過程。因為諸法因緣生，諸法因緣滅，一切皆依

因緣而生起，而消滅，只是存在的時候，能更健康，更快樂，更長壽，就要靠自己為自己製造善緣了，如早睡早起，保持知足歡喜的心，真正的愛自己。這樣的愛自己，就是為自己製造善緣，尤其是慈悲心、感恩心，就能改善自己，改善環境。所以依據佛教的智慧，改變一個因或一個緣，瞋恨心改為慈悲心，結果必然跟著改變。

楊麗華用專業和臨床經驗完成了《上醫治未病 健康好Easy》一書，介紹中醫「未病先防，既病防變，病後防復」觀點，其實就是教人運用佛教裡的因緣與因果關係，維持身心健康的狀態。

身心脫離疾病與煩惱，自然如意安康，如此再來反觀內照，自能體證「色不異空，空不異色，色即是空，空即是色，受想行識，亦復如是」，在因緣、因果中「觀自在」，身心的平衡也就容易了。

謹祝福楊麗華《上醫治未病 健康好Easy》一書的讀者健康無煩惱，此書也為更多有緣人傳報「亞健康管理」的觀念，更為傳統中醫醫學帶來新境地。

悅讀養生臻寶

國家973計畫專案首席科學家
教育部科學技術委員會學部委員
中國針灸學會副會長
廣州中醫藥大學副校長

終於等到楊麗華醫師出書了!

楊醫師來自傳統中醫世家,家學甚淵。其父楊守田老醫師秉持「孝道傳家、健康傳承、助人為樂、與人為善」四大家訓,常以「專業技術要精進、救人心念要慈悲、無時無刻感恩天地人、正能量的推廣要堅持」行醫理念時時勉勵,教育出楊家一門傑出子弟!

楊麗華乃楊家長女,幼承庭訓,素研岐黃之旨而能推陳致新。尤其讓我感動的是她以嚴謹務實的精神,致力於大眾健康的宣導,突出「未病先防,既病防變、病後防復」中醫學理念,強調預防勝於治療的重要性。主張「留意亞健康、身心不慌張」,透過養生保健的教育課程、演講的方式,將中醫經絡訊息傳遞予社會大眾。

楊醫師不僅在預防醫學方面有所成就,而且熱心公益事業,常常與家人義診於各地,樂為義工,有「三代義診世家」之美名。她不單單提倡正向心念,更以扶弱濟困為世人樂道。

作為其博士導師,經年相處,她一直積極向上,做事認真,一絲

不苟，慎終如始。欣聞她擷取中醫學精義，結合西醫學知識，以淺顯易懂的文字，自創了獨特的穴位保健操，以之「治未病」，惠人眾多，心甚慰之。

翻閱書中內容，除從中醫的角度剖析現代人的各項文明病，同時也分享自己的臨床醫學經驗，強調「養生就在生活的每個細節中」，唯有健康才是人生至寶！

此外，楊醫師德技相長。書中除專業的中醫理論外，特別關注於精神意識方面，揭示修身養性與健康的重要關係。恰如醍醐灌頂，豁然頓悟，如沐春風。

然現代人常因壓力、情緒等問題引發身體多項疾病，楊醫師於書中亦針對該族群的需求，量身訂作「四季安康常用穴」，讓讀者能按圖索驥，依圖取穴，自行在家操作，以達到日常保健、自救救人之功效！

該書內容博廣，留待讀者細細體會，期開卷者皆能「悅讀」。

人身難得今已得　一指神功行三好

趙翠慧　國際佛光會中華總會副總會長

　　緣起於我僑居溫哥華時，那時因為身體不好，經人介紹，向當地很有名的楊守田醫師求治。楊守田醫師醫術高超，經絡調理的功夫非常好，患者眾口交讚。更令人稱道的是，他為人風趣幽默，給他診治後，不但身體舒適了，心情也如沐春風。

　　後來我回到台灣，在佛光會的活動裡認識了楊麗華醫師，聊天之下，才知她是楊守田醫師的愛女，當下真有因緣巧合的歡喜感動！

　　麗華承繼了父親的性格，活潑爽朗、笑口常開。她幫佛光會策畫活動時點子很多，帶給法師和會員們很多歡樂！但別小看這位外表漂漂亮亮、可愛溫柔的小姐，她繼承的不只是乃父的好性情，更有父親的高明醫術，以及那令人痛得哇哇大叫的「一指神功」。

　　每當佛光會開大會時，常見到麗華如聞聲救苦的菩薩，隨時在會場內照顧一些「老弱殘兵」，一看到有人氣色有異或身體違和，

她馬上幫人把脈按穴。麗華氣質溫雅，但在調理患者經絡穴位時絲毫不「手軟」，功夫真是了得，每每把患者按得大聲求饒；當患者痛得想脫逃時，她就會半哄半騙的說：「再一下子就好！」直到按好了才肯放人走。雖然被按時痛不欲生，但只要被麗華這位「強手」調理之後，身體的不適立時消失，簡直像重獲新生，大家都對麗華非常感謝。

麗華從小濡染家學，後來更深入中國醫理取得博士學位，多年來她不但在臨床上驗證所學，更走出診間，對大眾宣講經絡保養的觀念。從經絡穴位來保健身體不只是中國古老的醫理，近年來更已受到西方科學的驗證，提醒我們不需依賴西醫的抗生素和消炎藥，就能從自身找到解除疼痛且不傷害身體的良方。麗華長年來不辭辛勞分享這個珍貴的中醫理念，教導大眾認識人體中的幾個重要穴位，鼓勵患者自行理療，在日常生活中自己照護自己。

我個人近年來「身經百病」，在溫哥華經楊守田老醫師的診治後，感受到經絡治療的妙益，此後就很重視經絡穴位的保健，除了登門求診，平時在家也會自己揉揉按按、敲敲打打身體穴道，對於哪裡不舒服時該按身體哪個穴位，我亦有基本的概念，時時幫自己疏通一下，效果非常好喔！我個人對心臟保養及緩解胃脹氣的穴位按摩非常熟練；也常建議上年紀的人從足部穴位去促進循環及從耳部穴位去關照內臟……生過病的人特別能感受到保健的重要，人體內重要的經絡和穴位，確實是守護身體強弱的關口。

　　見到麗華終於要將家傳的醫理及多年行醫的心得集結出書了，我的心情比任何人都欣喜雀躍。這麼一來，我在家自我保養經絡時，就會有一本最佳指導手冊，除了對治我的老毛病，同時也能認識其他穴位，交互調理、補益之下，對我的健康必定有很大的增進！

我們在身體有小病痛時應馬上對治，不要等它變成大病時再深受苦痛，這種防患於未然的概念，學佛的人應更有體會。佛教徒都知道「人身難得今已得，佛法難聞今已聞」，人身是如此珍貴，有健康的身體，才有學佛的資糧；沒有好的身體，學佛的路會走得很辛苦，畢竟身、心、靈是一體的，有健康的身體才有能力求法，有健全的心，在修持的路上才能走得順暢，這是前後一貫、因果相循的道理。

　　星雲大師提倡「三好」：做好事、說好話、存好心。想做好事和說好話，都要先有健康的身體。麗華存著醫生「利他」的好心，出了這樣充滿好話的一本書，亦是「三好」的力行者，我對楊氏兩代醫生的感恩之心難以言表，謹此祝福楊麗華醫師的大作廣宣流布、功德遍滿！

用一世情　做千秋業

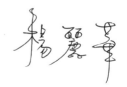

　　提倡「上醫治未病」預防醫學的我，認真提醒有許多病色的患者：「請注意一下您臉部的紅與熱不是好現象，須留意疾病的出現……」，早期很多人認為我是在「唱衰」！

　　年近六十，一直以來沒有因為受過任何打擊，就停止或阻礙我對於宣導預防保健講座的熱忱。我明白中國人不喜歡討論生病與死亡的議題，可是我百分之百的確定，這是身為一個人必須要有的「知道」！所以在大眾已經飽受疾病威脅的時代，中醫保健醫學、養生課程已逐漸形成一堂不被排斥，並且是大眾非常願意學習的熱門課程，這是大眾的福報！

　　我出生在一個非常貧窮的家庭，小時候，在高雄愛河邊的貧民窟裡長大的，父母是一對不被祝福的芋頭與番薯的結合。父母親總是告訴我們要愛父母、敬師長、愛親友、更要愛中醫、要深入經藏……。小時候我不明白，為何父親每天都耳提面命的要我們愛中醫、要深入經藏！然而父親會懇切的告訴我們：

愛父母、兄弟、姐妹、親友、師長都是一世情，但是發揚中醫、傳承中醫，是千秋萬世的功業，要讓中國醫學的文化能夠不朽。他勉勵我們要擔當醫學重要的傳承人物，了解健康不只身體的治療與管理，也要從心調理，而深入佛門經藏就是最好的修持方法。

　　我終於明白父親懇切的叮嚀與盼望，人人要健康歡喜，我們一定要傳承中醫經絡與心靈深處修行的大願心。

　　我曾經困惑過，也曾經日以繼夜的思維過。最後，我終於理出一條將博大精深的中醫學以言簡意賅、快速理解的方式，讓「人人懂經絡、老少會保健」的全民運動！

　　我一路走來始終是父母的掌上明珠，是親友百般呵護的幸運寵兒，就在父親無預警的撒手人寰示現中，「無常」讓我飽受悲傷，這是一段痛不欲生的經歷；幸運的在接受佛法沐浴灌溉中，我快速的起死回生。

　　曾經非常痛恨父親用如此嚴格的方式讓我們體會老病死生的無

奈，但最終我們全家人就在佛法的「把握當下、適時放下與提起」之間，頓悟了佛法與醫學的結合，是至高無上的真理。

幾位愛護我的師長們也提醒我，出書時別寫得太過簡略、太過基礎……但我從日常教學中得知，有人反映了中醫醫學及穴位太深奧、太多，因為記不起來、用不到，所以最後一些醫書，會擺上書櫃作為裝飾用！

於是，我摒除了許多同儕的建議，作出三項重要的方向：

一、運用身口意與身心靈的結合，來講述平日養生、保健常用方。

二、一定將家中傳承至今第十一代，獨家臨床保健穴位公開，一起愛中醫，一起為中醫傳承作努力！

三、運用基礎概念，以簡易操作的方式，讓大眾發揮「動手天天作、保健不困難」；老少都能懂得方法，進而獲得健康與美麗。

我一直非常敬業與歡喜的在我的健康工作中，也常想，一個人如果失去了健康，贏了全世界又能如何呢？

我對於生長在醫學世家感到無比榮幸，感謝中醫界前輩不吝提攜，許多患者的臨床問題是我們的最佳研習方針。全家人更在精進不懈中，不斷在疾病防變中做最大的努力，就如舍弟楊宗憲醫師，在肩頸疼痛的文明病中，從獨到的祖傳師授專業，及不斷鑽研中，探討出一系列的頸肩病痛的神奇療效，並且積極推廣「健康必須建立在通行無阻的脊椎上」的全民講演；演講指導中，舍弟常說的一句話：「能為大眾服務是我們的福報，也是功德一樁啊！」完全相印了我的心聲。

二○○八年起，講座為我帶來省思，聽眾也給了我最好的教育和答案：很多人害怕疾病纏身，也害怕久病床前無親人，害怕因為家人病危而人仰馬翻，甚至傾家蕩產！

　　但是我非常的明白，沒有人因為預防保健而傾家蕩產的，所以我更加努力，不斷不斷的在一年近三百場的講座中，傾囊相授提醒再提醒，就是要讓「健康」成為生活中最大的保障！唯有健康的身體，才是擁有財富與家庭幸福的最佳管道！

　　感謝許多好友及出版社不斷的鼓勵與督促，要我儘速整理楊家這一套獨門簡易陰陽平衡調理法；讓我最為感動與感謝的，莫過於佛光山我敬愛的師父星雲大師，所有的教導與勉勵，我會堅持一師一道永遠銘記於心！特別感謝香海文化執行長妙蘊法師，他能堅持並且秉持著星雲大師的慈心悲願，深刻明白佛學與醫學那份心靈與身體都需要修持的平衡，讓我著手從佛教心靈的啟發，關注到現代文明病的預防，在這五濁惡世的時空中，進行了身心具體的護生行動。

　　感謝我最親愛的家人及許多關愛我的法師們、中醫界前輩及我敬愛的中醫導師們，大家的指導與促成，讓我完成了一份淺顯易懂保健宣導的大願心；在過程中，很多醫學界的教授、學長們，也給予了最大的鼓勵與支持，在此一併言謝。

　　期盼讀者都能透過本書，在日常生活中運用萬能的雙手認，妥善調理自身的穴位，成為自己身心靈的健康管理者，也共同成為身心健康的宣導者，所謂自覺覺人，自利利人。

目次　CONTENTS

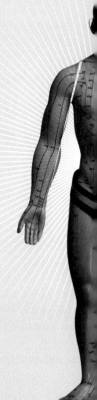

預防勝於治療　擁抱健康要及時

四季常用穴　如意保安康

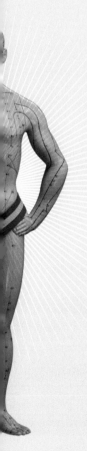

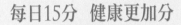

每日15分　健康更加分

人體穴位圖　五運平衡法

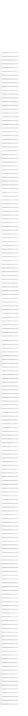
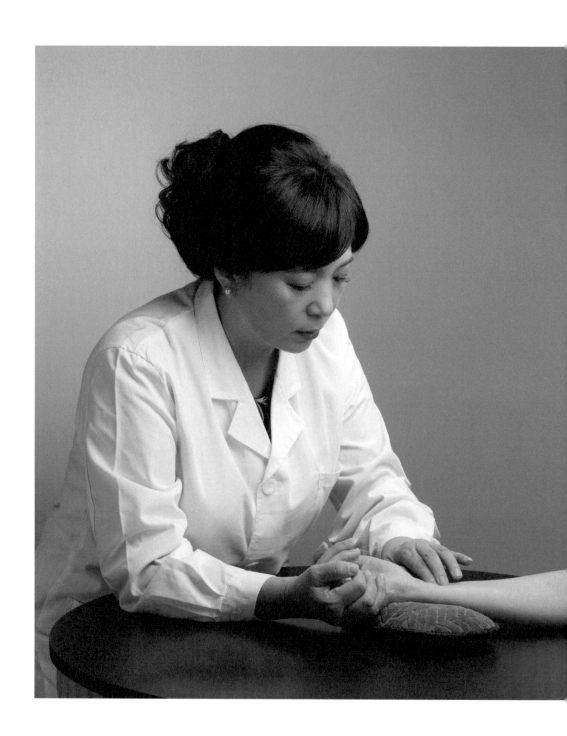

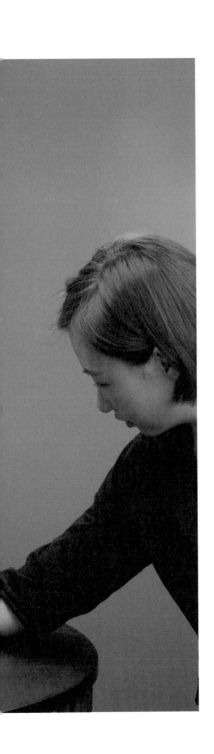

預防勝於治療
擁抱健康要及時

「治未病」的概念，主要是指中醫
「養生防病」和「欲病早治」
係屬養生延年的範疇
預防的涵義，是要「順應天時，天人合一」
積極消除致病因素，增強自身的體質

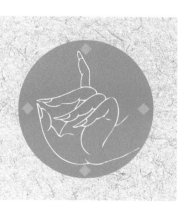

《黃帝內經》治未病

聆聽身體的聲音

千萬不能已經生病了才想到要看病、找醫生！雖然您不覺得身體有什麼不舒服，並不代表您的身體沒有毛病！

家中的電器用品，平時除了要妥善使用，更需要時時保養；就連鍋碗瓢盆，都要天天洗淨；那麼，我們如何對待自己的身體呢？

光是身體外在清潔足夠嗎？我們有沒有關照到身體內在的臟腑有無汙垢、血管是否通暢、氣脈有沒有卡卡的？我們都聽見它們求救的訊號了嗎？與我們時刻不離的身體，您是否聆聽過它從內部發出的不舒適的呐喊？您是否每天抽點時間與它做深層的對話呢？您是否聽到它正在泣訴：「我每天吃苦耐勞，主人卻從未注意到我的付出；我疼痛、受傷時，主人不但沒有一句安慰，還說著風涼話：『真是無路用哪』……」

有人形容身體是一個臭皮囊，但請您認真想想，它的「臭」，誰是元凶？

在這裡，我要很鄭重的請您每日適當與自己的身體對話，並且要

認真的「秀秀」這個為我們做牛做馬、任勞任怨的軀殼；每天抽出半小時問候它：「您還好嗎？有需要我為您服務的嗎？」

我們可以為自己的身體做什麼樣的服務呢？很簡單。泡個腳、按個肩、順一順大小腿；家人相互對「百病之源」的脊椎拍一拍、擦一擦天然的順氣乳液，喚醒沉睡較久的血液……看起來好像都是一些小動作，卻是預防重於治療的最大呼籲，也是中醫幾千年來對於「治未病」的概念，就是在還沒有生病時，或者只出現一些小小的疾病時，就先把問題解決了，這是中醫學防患於未然的重要貢獻。

未病、既病、病後養生觀念

現在，我把這種東方不敗的「治未病」傳統醫理，運用最言簡意賅的方式向大家介紹。

中醫「治未病」思想，最早見於《黃帝內經‧素問‧四氣調神大論》曰：「聖人不治已病治未病，不治已亂治未亂，此之謂也。夫病已成而後藥之，亂已成而後治之，譬猶渴而穿井，鬥而鑄錐，不亦晚乎！」這段文獻除了強調治未病的重要性，更指出一個組織及企業的領導者，在創業之初就必須有謀慮而後動的決策，並且做出最佳的安排與規劃，讓整個體制在起跑之初，就已經有了非常完善的願景與目標，所以成功的企業家也都是以「治未亂，而不治已亂」的邏輯作為經營模式。

「治未病」的概念，主要是指中醫「養生防病」和「欲病早治」，係屬養生延年的範疇。預防的涵義，是要求人們「順應天時，

天人合一」，積極消除致病因素，避免或減少它對人體的侵害，主動適應和順應大自然的規律，增強自身的體質，在未病的情況下積極防禦，避免發展到欲病狀態，這是一個人從健康變成不健康之間重要的轉折關鍵。

另一方面，中醫論述強調「正氣內存，邪不可干」，重視體質的內在因素，提出「飲食有節，起居有常，不妄作勞」和「精神內守，病安從來」的養生之道。正氣是發病與否的內在依據，任何致病因素，只有作用在人體，當人體正常的生理活動發生紊亂，就會導致疾病發生。因此《黃帝內經》中明白敘述，當人體充滿著正氣時，就不容易被邪氣干擾而產生疾病，即是「正氣存內，邪不可干」的最佳證明。因此「預防疾病」在臨床醫學上，首重養生、維護正氣，防患於未然，如此一來不易發病，或雖病亦不重矣。

中醫在「治未病」的領域中，還包括了三個目標：「未病先防，既病防變，病後防復」，概說如下：

一、未病先防

重在養生，包括了自然之道、調養精神情志、鍛鍊體魄、合理飲食、經絡保健幾個方面需要互通互用。特別在自然之道中一提《黃帝內經・素問・四氣調神大論》的運用，說明順應自然規律的發展變化，起居能順應四時的更迭，如：

「春三月，此謂發陳。天地俱生，萬物以榮，夜臥早起，廣步於庭，披髮緩行……」，能如此在庭院裡放鬆心情散步，舒緩身體循環，則足以使神志隨生髮之氣舒暢。

「夏三月，此謂蕃秀。天地氣交，萬物華實，夜臥早起……」，當不要厭惡白天太長，宜穩定身心情緒，應使腠理宣統，使陽氣疏泄於外。

「秋三月，此謂容平。天氣以急，地氣以明，早臥早起……」，定要保持意志安定，使精神內守，不急、不躁、不悲。

「冬三月，此謂閉藏。水冰地坼，無擾乎陽，早臥晚起……」，冬日裡，應當等到太陽出來再起床，避開寒涼保持溫暖，不讓皮膚開張出汗而頻繁耗傷陽氣。

未病先防，是指在人體未發生疾病之前，採取各種措施，做好預防工作，以防止疾病的發生。在《丹溪心法》中提及，未病先防著重在提高免疫能力，防止病邪侵襲，每個人應該在沒有疾病時，積極防治疾病的產生。這是中醫學在預防疾病「治未病」思想中對人類健康提出的最大貢獻。

　│ 二、既病防變 │

有了疾病及早診斷、積極治療，就可預防臟腑組織病變而加重其病情。「善醫者，知病勢之盛而必傳也，預為之防」，這是中醫思想的具體體現。比如說，糖尿病是現代人的流行病之一，其實這個疾病也沒有想像中那麼難以治療，其併發症才是真正可怕及難以處理的地方。如果患者沒有足夠的預防保健意識，再加上沒有重視「既病防變」的思想與行動，就可能導致因糖尿病而滋生的併發症。透過我們對「既病防變」的瞭解之後，就知道對疾病的治療和預防都要掌握好方法，這也是生病後，必須避免併發症的重要覺醒工程。

|三、病後防復|

　　指病癒或病情穩定之後，得防止它再復發。在生活中、情緒上，
一個人必須擁有健康的主導權，很多人動不動就感冒，反覆發作，這
就是沒有做好「病後防復」的工作。我們必須在康復醫療中，讓臟腑
組織功能儘快恢復正常，達到邪盡病癒、病不復發的目的。我們經常
看見許多中風的患者，其身心靈及生活作息改善之後，其他病情都有
逐漸降低的比率；反觀病後依舊不肯作任何調整的患者，往往只能在
每況愈下的生活中苟延殘喘。這也正是我在作病後防復時最積極推廣
的重要觀念。

預防是寶　健康無價

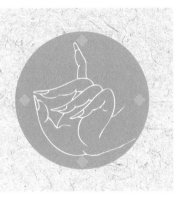

順應四時　天人合一

　　帶兵打仗的人，需不需要有周全的計謀及具體的用兵策略？購買一間房子，從自備款、訂契約，到房子的裝潢設計，是不是也需要有一定的想法與規劃？一家公司新成立，硬體的籌備；部門、人事、軟體的企劃等，也都需要未雨綢繆，每個細節都不能省略……所以台語有一句諺語說：「樹頭顧乎在，毋驚樹尾做風颱」，身體的保健與預防也是一樣的道理。

　　您知道嗎？身體是不懂得說謊的！所以中醫非常注重春夏秋冬四時養生，強調天人合一的自然養身心調理法。

　　春夏養陽，秋冬養陰的養生方法是有所依據的，無論社會制度的變遷為何，也無關從農業轉型到商業的生活型態為何，更無關科技發展以至E化後的人我關係為何……一個人若是想要健康快樂的活著，就不能忽視和養生有關的重要課題。

　　「具備健康是一個人最大的財富」，這不是口號，而是每一個生命當下不可或缺的「認知與力行」。

《素問・上古天真論》云：「虛邪賊風，避之有時，恬澹虛無，真氣從之，精神內守，病安從來？」

《黃帝內經》亦云：「夫四時陰陽者，萬物之根本也，所以聖人春夏養陽，秋冬養陰，以從其根。」

為了讓一般人容易看懂，我整理了一份「中醫五行與臟腑及節氣關係的對照表」，讓大眾透過表格找出五行、臟腑和節氣的對照關係，清楚且快速的從生活上、行動上找到保養身體的要訣。例如：春天養肝，肝膽又互為表裡；怒則傷肝，多與青色食物與顏色為伍等等基本保健。

中醫五行與臟腑及節氣關係對照表

五行	木	火	土	金	水
五臟	肝	心	脾	肺	腎
六腑	膽	小腸	胃	大腸	膀胱
五色	青	赤	黃	白	黑
五氣	風	暑	濕	燥	寒
在時	春	夏	長夏	秋	冬
在竅	目	舌	口唇	鼻	耳
在合	筋	脈	肉	皮	骨
五志	怒	喜	思	悲	恐
五音	角	徵	宮	商	羽
五入	色	臭	味	聲	液
五味	酸	苦	甘	辛	鹹

　　春天有一句特別經典的敘述：「春天養好肝，四季都健康」。人們也常說「一元復始」、「萬象更新」，又說「好的開始是成功的一半」，這些都在說明春天與宇宙之間有著密不可分的相應關係。中醫在經絡循行的關係中，肝屬臟、膽屬腑，它們倆就像兄弟，肝膽相照說明肝和膽的關係非常密切，臟腑是相互配合，互為表與裡的關係，是相輔相成，相互轉化。不論在生理上，病理上，都是不可分割的。

　　再則中醫講，肝氣喜條達舒暢，肝柔則血和，肝鬱則氣逆。所以說肝主怒，常生氣的人容易讓肝生病。

五行相生相剋圖

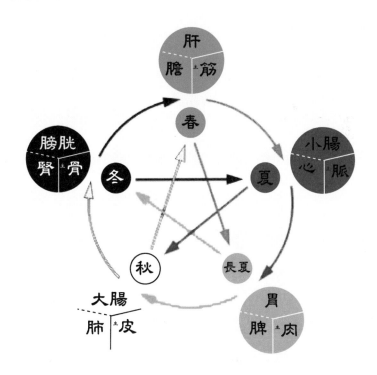

根據五行、天時對應人體的養生法則，是中國醫學裡最推崇的治病方式。故《黃帝內經》中提出「上醫治未病、中醫治欲病、下醫治已病」，說明了醫術最高明的醫生並不是能治大病的，而是能夠預防疾病發生的人。藉由這樣的理念積極推廣於大眾之中，亦說明中醫歷來傳統：「防重於治」。

上醫治未病　中醫治欲病　下醫治已病

在春秋時代末期，被稱為「當代神醫」的扁鵲，是戰國時代齊國的名醫，他的醫術之高超，在當時確實醫治了許多疑難雜症。有一天魏文王問名醫扁鵲：「你家兄弟有三人，各個都精於醫術，那麼到底哪一位最好呢？」扁鵲答：「大哥最好，二哥次之，我是最差的那位。」

魏文王疑惑的問：「為什麼你最出名呢？」

扁鵲答說：「我大哥治病，善治病情發作之前，由於一般人不認為自己有病，因此不願預先治療來剷除病因，只是我們家人推崇備至，所以他的名氣則無法傳開來。

我二哥治病，善治欲病之病，是治於病情剛剛發作之際，而剛發作時症狀大都較為輕微，雖說效果也很好，但是一般人認為他只能治一些小病，所以只在我們的村裡稍有名氣。

而我扁鵲治病，僅善治已病之病，於病情嚴重之時，一般人看見的都是我在經脈上扎針、放血，或是用藥教藥，切膚、鋸骨等大手術，所以大家都認定我的醫術最高明，因此名氣才響遍全國。」

扁鵲推崇自己的大哥、二哥為上醫及中醫，自謙為下醫的理由，

是在強調一件事，若是會發展到難以控制，就應該提早控制，即一開始就要掌握可能發生的不良結果；預防一個人不產生疾病，若能靠飲食、情志調理、運動保健等概念，就能避免產生疾病，不必發展到住院或開刀的後果。

當代國醫大師陸廣莘先生特別說明：「上醫治未病之病，謂之養生；中醫治欲病之病，謂之保健；下醫治已病之病，謂之醫療」。用後現代醫學的說法，「上醫」屬於養生學，「中醫」屬於保健學或預防醫學，「下醫」才做臨床的處理與治療。依此道理說來，不外乎就是一位好醫師應具備有防患於未然的特質，以及讓病人對疾病有著充分的認知與防範。

安康之道

古德說「菩薩畏因，眾生畏果」，畏是「害怕」的意思，眾生愚癡，不經思考造作種種惡業，不擔心後果還逍遙自在，可是當果報降臨，開始後悔害怕，卻也於事無補了！然而智慧無邊的菩薩，在任何果報現前時，能生忍、法忍、無生法忍；逆來順受，也都樂意去承受，因為菩薩明白不可再造惡因，也才能不再受惡報與苦痛。這樣的「已亂與治未亂」、「迷與悟」的對照，恰似「自覺」的禪機吧！

面對現代無奇不有的疾病、發病年齡愈來愈低的此時，世界衛生組織（WHO）也極力提醒：全世界人類處於「亞健康」的族群，已有逐漸增加的狀況。所以利用中醫最傳統及與時俱進的養生方式，在身、心、社會群我關係上，推廣與落實「上醫治未病」，人人學保健、人人當上醫，無疑是最適合居家保健、養生保安康之道了！

養生在生活的
每個細節中

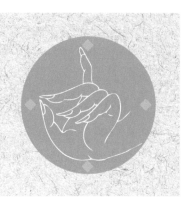

痛則不通　通則不痛

　　保持「經絡暢通」是中醫養生保健的最高法則，經絡如果暢通無阻，氣血就能順利運行全身；再則筋脈肉皮骨、臟腑、四肢關節若能獲得濡養，身體就不會出現疼痛症狀；反之，如果因為氣候、飲食、情緒、生活習慣不良等問題，長時間造成肌肉緊繃、經絡堵塞、氣血循環受阻，這麼一來，出現的則是「痛則不通」的種種疾病。

　　人體的經絡像是一條四通八達的高速公路，更是貫穿了五臟六腑及全身陰陽、表裡、內外的通道。《黃帝內經》中特別敘述「經脈者，所以能決死生，處百病，調虛實，不可不通。」也就是說，生命之是否存在，決定於經絡；疾病之所以發生，是由於經絡活動出了問題；疾病之所以能得到治療，也是由於經絡的作用。

何謂經絡

　　經絡是指經脈和絡脈，主幹線叫做經，分支線叫做絡。兩者彼此

連結構成網絡的組織合稱經絡。經脈共有十二正經和奇經八脈之分。絡脈由十五絡、孫絡、浮絡組成。此外還有從屬於十二正經的十二經別、十二經筋、十二皮部，這些也是屬於經絡的一部分。

中醫學認為，人體的生命活動是以五臟為中心；但「五臟之道，皆出於經隧，以行血氣」，所以臟腑的功能活動及相生相剋的彼此制約，都是建立在經絡學說的基礎之上，倘若沒有經絡彼此間的聯繫，臟腑之間就成為各自孤立的、靜止的器官，也將失去各自的功能作用了。

十二經絡中有著非常重要的關係與聯繫：

1.互為表裡經關係。

2.依時辰順序循環。

3.一陰一陽的存在關係。

我特別製作了表格（參考次頁），說明十二經絡互為表裡的關係，以及氣血運行到五臟六腑最暢旺的時間。

經絡運行時間

經絡，就是體內許多肉眼看不到的氣血運行通道。

| 手太陰肺經　清晨3:00～5:00　寅時 |

「肺者，相傳之官，治節出焉」。意思是肺要輔助心臟，調節全身的氣血津液及各個臟腑的活動，具有擔當均衡天下、調理全身的職責。

在凌晨3點到5點間，健康的人應該是深眠狀態，人體通過深眠來完成生命由靜而動的轉化，此時身體對血、氣的需求量增加，相對的心臟也會加重負擔，這就是為什麼許多心臟病患者常常死於凌晨3、4

十二經絡互為表裡的關係

十二經絡	寅	3:00～5:00	手太陰肺經	互為表裡經
	卯	5:00～7:00	手陽明大腸經	
	辰	7:00～9:00	足陽明胃經	互為表裡經
	巳	9:00～11:00	足太陰脾經	
	午	11:00～13:00	手少陰心經	互為表裡經
	未	13:00～15:00	手太陽小腸經	
	申	15:00～17:00	足太陽膀胱經	互為表裡經
	酉	17:00～19:00	足少陰腎經	
	戌	19:00～21:00	手厥陰心包經	互為表裡經
	亥	21:00～23:00	手少陽三焦經	
	子	23:00～1:00	足少陽膽經	互為表裡經
	丑	1:00～3:00	足厥陰肝經	

點之故。

　　身體虛弱的病人或年長者，經常會在這個時刻失眠或醒來，這是因為身體各部位對血的需求量增加，相應的腦子得到的血減少了；而肺部功能不佳者，此時過敏性鼻炎及咳嗽、氣喘也容易發作。所以中醫講「肺朝百脈」，如果能好好睡覺，肝所產生的新鮮血液就能透過肺運行到全身，氣血自然旺盛，這是最基本也最重要的身體保養了。

　│ 手陽明大腸經　早上5：00～7：00　卯時│

　　中醫講肺主皮毛，但要調理皮膚及有效防治皮膚病，卻須求助大腸經。因為肺與大腸相表裡，肺的濁氣如果不能及時排出，就會直接

通過大腸排泄；一旦肺的功能弱了，體內毒素便會在大腸經淤積，所以臉上長痘、身上起濕疹這些問題，都可以透過大腸經來調理。

血氣在上午5點至7點流注於大腸，此時最適宜起床「方便」，特別是一早起床先喝一杯100cc溫開水，也可以喝2杯（特別是長輩喝水時請慢慢喝），水可以促進血液循環，讓人的大腦快速的恢復清醒狀態，有利於排出體內廢物，很多人也都會在這個時刻產生便意。

| 足陽明胃經　早上7:00～9:00　辰時 |

早上7點到9點之間，血氣流注於胃，這段時間如果不吃早餐，容易造成脾胃病，全身無力。當我們的消化系統有障礙時，會出現疲勞、身體倦怠、缺乏元氣等症狀，足陽明胃經是消化系統非常重要的穴位。

這是一條多氣多血之經，每天辰時人體的胃腸消化吸收力最強，所以我們也常說早餐要吃得好，就是營養能運輸到各器官滋養臟腑的最佳時刻。

| 足太陰脾經　早上9:00～11:00　巳時 |

「脾者，倉廩之官，五味出焉」。倉廩之官就是管理穀倉的人，人體依靠脾胃消化食物，運送全身，每天上午的9點到11點血氣流注於脾臟，此時是人體氣血最旺時期，因此不宜食用燥熱及辛辣刺激性的食物，以免傷胃敗脾。

脾經與胃經都是在早上運作，是大腦最具活力的時候，是一天當中的黃金時間，因此早餐如果能夠吃得好，就可以滋養脾胃，大腦才有能量應付日常的運轉，就能使整天的精神處在很好的狀態。

| 手少陰心經　早上11:00～下午1:00　午時 |

「心者，君主之官，神明出焉」。中醫所謂的心，是腦和心的綜合體，故又稱心神，主宰人的意識思維活動及情緒變化。

血氣於上午的11點至下午1點流注於心經，此時一定要掌握時間睡一下午覺，中午時分不宜從事劇烈運動，就是擔心在經氣血充盈時過度運動，會造成血脈運行紊亂，血不歸經，因此應適度休息，但午睡不宜睡過久，以不超過一個小時為佳。

| 手太陽小腸經　下午1:00～3:00　未時 |

以現代醫學而言，小腸是位於胃和大腸之間、長七公尺以上的重要消化器官。

血氣於下午1點至3點流注於小腸經，此時是小腸經進行清、濁代換及吸收的時刻，營養吸收到體內，濁物送到大腸待消化及排除體外；未時過後，腸胃開始休息，倘若想減肥者，此時脂肪、澱粉類食物要盡量少攝取，否則容易在體內囤積。

| 足太陽膀胱經　下午3:00～5:00　申時 |

膀胱經是全身最長、分支最多、穴位也最多的一條經絡，對全身的影響最廣也最大。所以膀胱經有問題的人，通常會在下午吃完午飯後特別疲累，吃完中飯後很想睡覺，大多是因為膀胱經異常所造成。

血氣在下午3點至5點流注於膀胱，膀胱為腎之腑，兩者均屬水，膀胱貯藏水液和津液，水液排出體外，津液循環在體內。在下午3點到5點時段，最好多補充水分，用來稀釋血液，利於膀胱排除體內廢

物，以促進泌尿系統的代謝功能。

| 足少陰腎經　下午5:00～7:00　酉時 |

「腎者，作強之官，技巧出焉」。腎屬水，水是生命之源，所以腎在人體內扮演著十分重要的角色。下午5點至7點，血氣流注於腎經，腎經是人體協調陰陽能量的經脈，也是維持體內水液平衡的主要經絡，由於此時正是一般人每日工作完畢需稍事休息之時，因此不宜過勞。

| 手厥陰心包經　晚上7:00～9:00　戌時 |

現代醫學並無「心包」這個名詞。但古代中國人，視心臟為人體重要的器官，故認為心臟外有一層膜保護心臟，而此膜即稱為心包。因此，心包有保護心臟、使心臟機能正常運轉的功能。

晚上7點至9點，血氣流注於心包經，在中醫來說，心包經主瀉、主血，因此晚餐若吃得太豐盛，易生亢熱而導致胸中煩悶、噁心，因此建議晚餐不宜過膩，餐後以散步來加強代謝與循環，是調節身體機能最好的時刻。

| 手少陽三焦經　晚上9:00～11:00　亥時 |

這是一個有名無形、沒有路徑可對應的臟腑器官。

晚上9點至11點，血氣流至三焦經，掌管人體諸氣通往各臟腑，是為人體血氣運行的要道。上焦管理循環呼吸系統；中焦管理消化吸收系統；下焦則管理泌尿及排泄系統。特別是人體上肢，以及排水的腎臟，均屬三焦經掌管範疇；此時陰盛，要安五臟以利睡眠，容易水腫的人睡前不宜多喝水。

| 足少陽膽經　深夜11:00～1:00　子時 |

「肝膽相照」是一句非常有名的成語，它不是形容詞，在人體裡，肝與膽確實有一層密不可分的關係，相對的也說明了膽在輔助肝機能的重要地位。

容易失眠的人，最好在深夜11點至凌晨1點前儘速培養睡意，進入睡眠狀態，因為這個時段血氣流注於膽，此時天地磁場最強，膽經會引導人體陽氣下降，是身體進入休養及修復的開始；這時如果熬夜，就會導致膽火上逆，引發失眠、頭痛、憂愁、多思等各種症狀，如果想要養生，此時最佳的狀況就是已經躺在床上休息。

| 足厥陰肝經　清晨1:00～3:00　丑時 |

在《素問・靈蘭秘典論》稱：「肝者，將軍之官，謀慮出焉。」肝被比喻成一個有膽識且能領導的將軍，肝具有消化與解毒功能，由於肝膽互為表裡經，彼此相互影響，膽已經休息了，肝也要趕快跟進，才能使血液順利回流滋養肝臟，也有利於肝臟的排毒功能。肝經具有調節全身血液、疏利三焦、通調水道、調和氣血的作用，最好保持愉快的精神入眠，以免過度壓抑導致氣血不暢。

順應天時　調理經絡

春有百花秋有月，夏有涼風冬有雪；
若無閒事掛心頭，便是人間好時節。

　　天地的變化時時都會影響人氣血運行的關係。十二時辰不與天爭，中醫講天人合一，人與生物都是大自然的一部分，要活得健康就要服從天地運行的規律。當我們了解人可以依四時養生，春生、夏長、秋收、冬藏，遵循日出而作、日入而息的自然生活規律，那麼「虛邪賊風，避之有時」，我們在四季天氣的變化當中，就可以預防百病，讓疾疫不易生起。

　　除了順應天時作息，我們同時可以用經絡調理的方法，更有效率的強化身體的健康。

　　依中醫的理論來說，調理經絡有以下好處：

　　1.促進血氣運行、疏通經絡、調整臟腑、活血化瘀、消除疲勞、幫助排泄體內毒素和雜物。

　　2.刺激細胞產生活力、防止老化、恢復退化的器官機能、預防疾病。

　　3.改善「亞健康」，把身心代謝失調的狀態，提升到身心健康的基本穩定狀態。

　　調理經絡的方式不難，主要是通過刺激身體上的局部，來促進人體新陳代謝，增強免疫系統，進而調整人體各組織、器官，達到強身的功效。經絡調理保健最大的好處在於易學安全、而且完全自然，它能促進人體各臟腑、關節彼此和諧運作，達到「未病先防」的效益；若已經有病症出現，也能「既病防變」，可說有百利而無一害。希望大家都能共同重視正確的保健與養生法則，讓我們的生活充滿健康與歡喜。

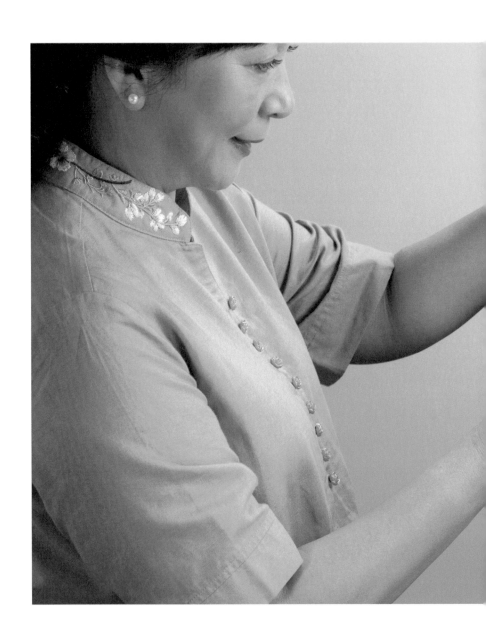

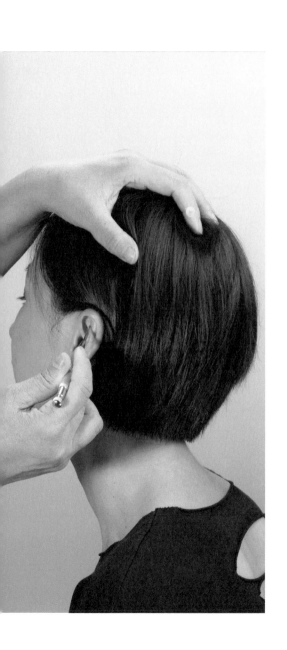

四季常用穴
如意保安康

一年的春天是養好肝的季節
春天將身體調理得好
肝血氣足順暢就是打好一年身體健康
的基本底子
若養不好到了夏季就容易有
心火過旺、容易出現腸胃方面的疾病

春：大地回春養肝季

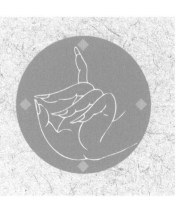

春季保健穴

古人云：「春不養則夏易病」，一年的春天是養好肝的季節，春天將身體調理得好，肝血氣足順暢就是打好一年身體健康的基本底子；若養不好到了夏季就容易有心火過旺、容易出現腸胃方面的疾病。

所以在倡導治未病之際，我們鼓勵運用穴位保健，堅持做到「每日動動手，讓健康無憂愁！」

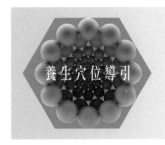

養生穴位導引

隨時運用耳穴及身體穴位調理，
可達鬆筋活絡、氣血順暢的功效，
達到四季養生的目的。

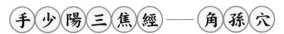

手少陽三焦經 —— 角孫穴

【取　　穴】將耳廓折向前，當耳尖直上入髮際處。

【功　　用】緩解、治療頭痛、耳部紅腫、目赤腫痛、目翳、
齒痛視力漸漸衰退、白內障等。

【進行方式】使用大拇指指腹按壓穴位，有脹痛的感覺。或
食、中指以梳頭髮方式，向頭頂方向進行，可以
雙側同時進行1～3分鐘。

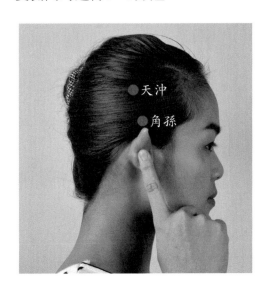

足 少 陽 膽 經 —— 俠 溪 穴

【取　　穴】足背第四、五趾間的趾縫端，趾蹼緣後方赤白交
　　　　　　肉際處。

【功　　用】舒緩頭痛、耳鳴耳聾、乳腺炎、高血壓等。

【進行方式】使用推、壓法，塗抹潤滑油往足末梢方向推，之
　　　　　　後再壓，每回1～3鐘即可。

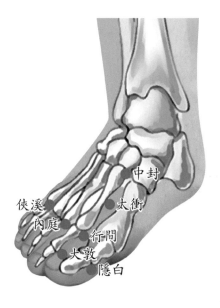

中封
太衝
俠溪
內庭
行間
大敦
隱白

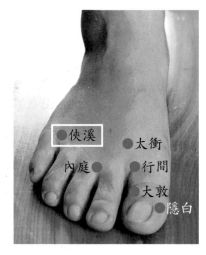

俠溪
太衝
內庭
行間
大敦
隱白

足厥陰肝經——大敦穴

【取　　穴】足大趾末節外側，距趾甲0.1寸。

【功　　用】對於疝氣、糖尿病、冠心病、月經不調、便祕、焦躁情緒等有改善功能。

【進行方式】使用推、壓法，塗抹潤滑油往足末梢方向推，之後再壓，每回1～3分鐘即可。

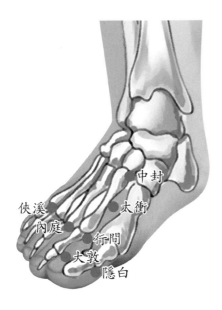
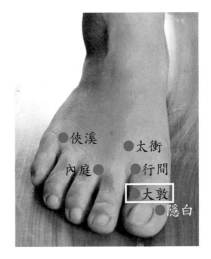

足厥陰肝經 —— 行間穴

【取　　穴】足背側，第一、二趾之間赤白交肉際處。

【功　　用】活絡筋骨、疏肝解鬱、滋陰養腎、增強抗體、改善
　　　　　　肝火過旺及失眠等。

【進行方式】使用推、壓法，塗抹潤滑油往足末梢方向推，或使
　　　　　　用另一腳的足跟刺激，可從太衝穴直到大敦穴。

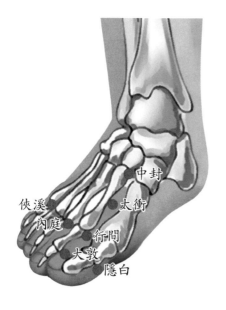
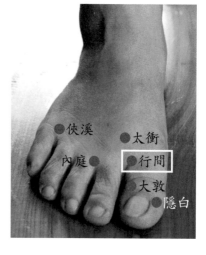

◎可以在第三篇系列中，找到與肝、膽經有關的穴位，
　同時加以運用與操作。

夏：除濕降火調心季

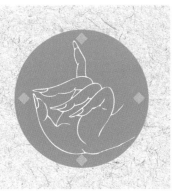

夏季保健穴

　　夏季在五行中屬火，對應的臟腑為心。尤其是濕熱的氣候也讓人較為煩躁，又因血液循環加速，心臟的負擔也隨之加重！只要在夏季養好心，最大的利益就是能預防心血管疾病。夏天氣候過熱，所以飲用冰品的次數較多，加強脾胃的保養也是夏天的重點之一。

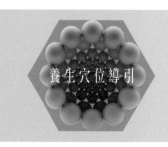

養生穴位導引

足 陽 明 胃 經 —— 頭 維 穴

【取　　穴】頭側部，額角髮際上0.5寸，在頭部正中線旁開
　　　　　　4.5寸處，與神庭平齊。

【功　　用】祛風泄火、止痛明目、治療頭痛、偏頭痛、前額
　　　　　　神經痛、視力減退。

【進行方式】用雙手食、中、無名指指腹加潤滑油或使用優質
　　　　　　刮痧板，向髮際內作梳頭狀，每次3～5分鐘。

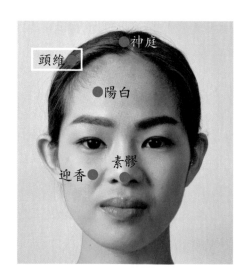

足太陰脾經 ── 三陰交穴

三陰交，指足太陰脾經、足厥陰肝經、足少陰腎經三條陰經共同交會處。

【取　　穴】位於小腿內側，足內踝尖上3寸（約四指橫寬），脛骨內側緣後方凹陷處。

【功　　用】補脾土、助運化，改善泌尿生殖系疾患、子宮出血、月經不調、急慢性腎炎、皮膚搔癢。

【進行方式】以左手推右三陰交至內踝關節處，加潤滑油動作可由輕推30下左右，再給予加重推1～3分鐘或者微熱即可換邊操作。

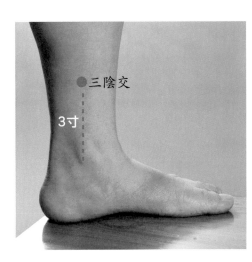

●三陰交

3寸

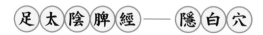

足太陰脾經 ── 隱白穴

【取　　穴】足大趾末節內側，距趾甲角0.1寸。

【功　　用】可治療腹脹、便血尿血、月經過多、崩漏、癲狂多夢、關節腫脹。

【進行方式】使用拇指捏住往末梢處向前推，或塗抹潤滑油以按壓的方式，每次1～3分鐘。

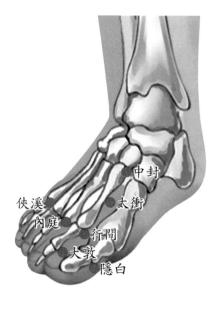

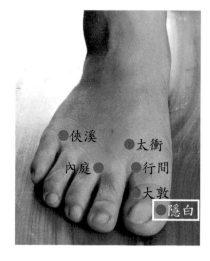

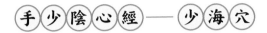

手少陰心經 ── 少海穴

【取　　穴】肘橫紋內側端與肱骨內上髁連線的中點處，需要屈肘取穴。

【功　　用】可益氣安神、理氣通絡，改善神經衰弱、肋間神經痛、手臂麻、手顫、健忘等。

【進行方式】使用按壓法，塗抹潤滑油，於穴位處按5下、鬆5秒，再連續做3～5次，換手繼續操作。

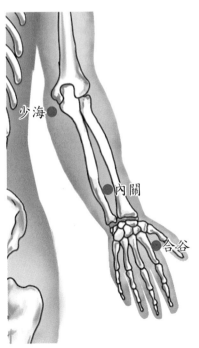

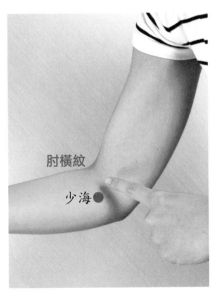

任脈 ── 鳩尾穴

（俗稱「心窩口」）

【取　　穴】上腹部正中線當胸骨劍突下凹陷處，或同身寸
　　　　　　法臍上7寸。

【功　　用】消除疲勞、治暈車、暈船、緩解焦躁、安心寧
　　　　　　神、寬胸定喘。

【進行方式】使用推法，於穴位處塗抹潤滑劑，上下10公分
　　　　　　處（此處不可重推），1～3分鐘即可。

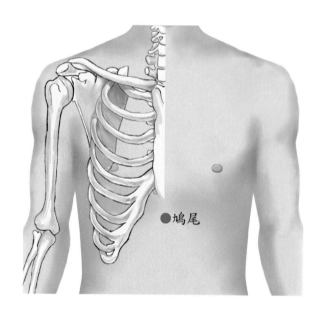

●鳩尾

◎可以在第三篇系列中，找到與肝、膽經有關的穴位，
　同時加以運用與操作。

秋：清涼保濕潤肺季

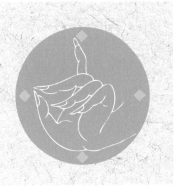

秋季保健穴

　　時序入秋最惱人的莫過於喉嚨癢、咳嗽不舒服、鼻子及皮膚過敏等等困擾全家人的問題。

　　在中醫觀點裡，秋天的燥熱之氣最容易傷肺，所以提出秋天養肺是十分重要的居家保健，並且儘量避吃寒性的瓜類，可以常吃白色食物，如百合、杏仁、川貝、白木耳等潤肺食材，則可緩解秋燥帶來的不舒適，也在此提供秋季可以常用的穴位。

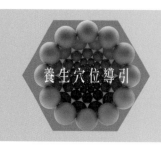

養生穴位導引

手太陰肺經 ── 列缺穴

【取　　穴】位於左右前臂橈側、腕關節掌側橫紋上方1.5寸處。能感覺到脈搏跳動之處（兩手交叉食指尖按到處）。

【功　　用】緩解頸項疼痛、腕臂部病變外，還有助於治療頭部、項背部病證。所以，在四總穴歌訣中就有「頭項尋列缺」的流傳。

【進行方式】右手按壓左手取穴，使用潤滑油向拇指處推法，再按10秒，重複做過3次；再換手操作即可。

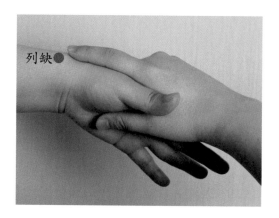

列缺●

手太陰肺經 ── 少商穴

【取　　穴】在左右拇指近橈側指甲旁開0.1寸處。

【功　　用】治療肺炎、扁桃體炎、中風、昏迷醒神，有利咽、清熱功效。咽喉腫痛時，也是專治咳嗽的特效穴。

【進行方式】使用右手食指捏住左手橈側拇指，以按壓的方式，每次1～3分鐘。

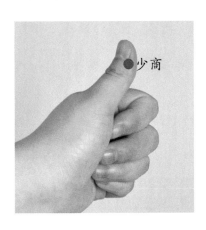

少商

手 陽 明 大 腸 經 —— 迎 香 穴

【取　　穴】在鼻翼旁開，有一個凹陷點，按壓時候有痠脹
　　　　　　感。

【功　　用】清熱，治療鼻炎、鼻塞、鼻竇炎、流鼻水、鼻
　　　　　　病、牙痛、感冒、顏面神經麻痺、牙痛、抗過敏
　　　　　　要穴，一年四季都適用。

【進行方式】沿著鼻翼雙側使用潤滑油推按壓法，按到痠脹或
　　　　　　各30下效果佳。

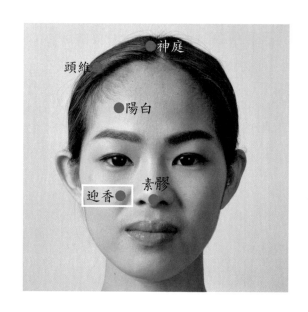

督脈 ── 素髎穴

（又稱面王、準頭）

【取　　穴】面部鼻尖正中央。

【功　　用】清熱消腫、通利鼻竅，改善不聞香臭、驚厥、
　　　　　　小兒驚風、鼻塞。

【進行方式】運用壓法，以食指在穴位處頂住向上壓，配合
　　　　　　吸氣效果更佳，壓3～5秒放3秒，再反覆做3～5
　　　　　　次。

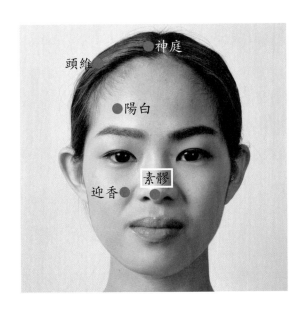

◎可以在第三篇系列中，找到與肝、膽經
　有關的穴位，同時加以運用與操作。

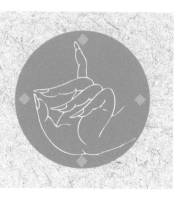

冬：去寒保溫藏精季

冬季保健穴

冬天的三個月，是生機潛伏與萬物蟄藏（蟄藏有伏匿、潛藏之意）的時節。也是全年中極為寒冷之際，人的新陳代謝能力也開始呈現較為緩慢的狀態。中醫說腎為先天之本，生命之源，有著藏精主水、主骨生髓之功。所以腎氣如果充盈，則精力充沛、筋骨便能靈活無礙、思考敏捷，腎氣若虧則陽氣虛弱，出現腰膝痠軟、易感風寒、疲憊不堪等。

所以俗話說：「樹枯根先竭，人老足先衰」，我也在此提出幾個冬天可以堅持保養的穴位。

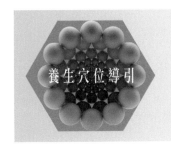

養生穴位導引

足太陽膀胱經 —— 膏肓穴

（中醫典籍特別說明「運動膏肓穴，除一身疾。」）

【取　　穴】位於人體背部，第四胸椎棘突下緣，旁
　　　　　　開3寸（四指寬）處。

【功　　用】散熱排脂、調理肺氣、改善肩膀肌肉僵
　　　　　　硬、痠痛等。現代多用於治療支氣管
　　　　　　炎、乳腺炎、各種慢性虛損性疾病，都
　　　　　　須加以疏通此穴。

【進行方式】使用推法塗抹潤滑油，於穴位
　　　　　　上下10公分處來回推，放鬆肌
　　　　　　肉為調理的重要關鍵。

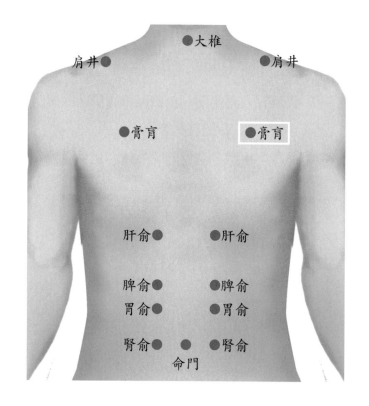

足太陽膀胱經 —— 脾俞穴

【取　　穴】位於人體背部，第十一胸椎棘突下，旁開1.5寸（兩指寬）處。

【功　　用】健脾和胃，可使脾臟濕熱之氣由此外輸膀胱經，治療胃炎、胃痙攣、神經性嘔吐、腸炎、消化不良、大便不成形、腰痠背痛等。

【進行方式】使用推法塗抹潤滑油，於穴位上下10公分處來回推，再加以按壓效果較佳。

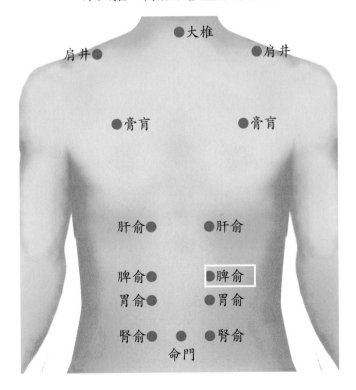

●大椎

肩井●　　　　　　　●肩井

●膏肓　　　　　　●膏肓

肝俞●　　　　●肝俞

脾俞●　　　　●脾俞

胃俞●　　　　●胃俞

腎俞●　　●　●腎俞

命門

59

足太陽膀胱經 ── 腎俞穴

（護腎強腎特效穴）

【取　　穴】位於人體的腰部，當第二腰椎棘突下，旁開1.5寸（兩指寬）。腎俞穴是在命門穴旁開1.5寸，而命門跟前面肚臍神闕穴剛好相對應。

【功　　用】外散腎臟之熱，治療月經不調，白帶、水腫、耳鳴、耳聾、腰痛、腎臟病、高血壓、低血壓、耳鳴、精力減退、調補腎氣等。

【進行方式】使用推法塗抹潤滑油，於穴位上下10公分處來回推動，再加以按壓、輕拍效果較佳。

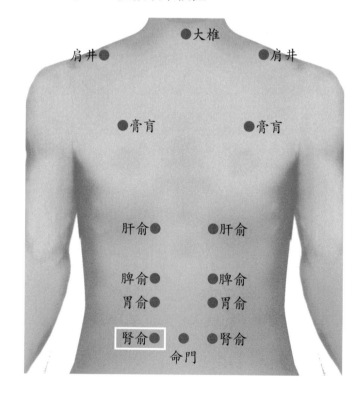

足太陽膀胱經 —— 委中穴

（四總穴歌訣：腰背委中求）

【取　　穴】位於膝蓋後側，膝窩橫紋的正中央點。當股二頭
肌腱與半腱肌肌腱的中間。

【功　　用】舒筋活絡、活血止痛、提高性欲、豐胸、美乳，
治療膝蓋疼痛、腹痛、小便不利、丹毒、腰背疼
痛等。

【進行方式】使用推法與拍法，將雙手塗抹上潤滑油搓熱，於
穴位上下10公分處來回推動，再加以拍法效果較
佳，以3～5鐘為佳。

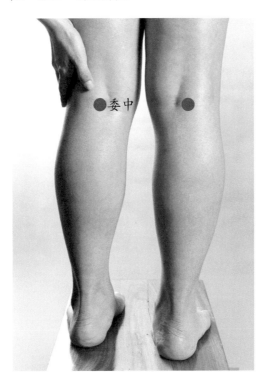

足太陽膀胱經 ── 崑崙穴

（四總穴歌訣：腰背委中求）

【取　　穴】位於腳踝關節外側，在外踝頂點與阿基里斯腱之
　　　　　　間的中央點。

【功　　用】清熱安神、緩解頭痛，治療高血壓、眼疾、目
　　　　　　眩、項強、腰痛、腳跟腫痛等。

【進行方式】使用推法，塗抹潤滑油以拇指或優質的刮痧板直
　　　　　　下推，若有氣結或者硬塊，一定要推開為止。

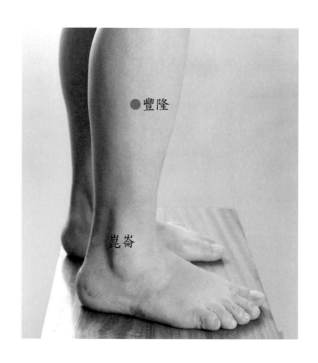

◎可以在第三篇系列中，找到與肝、膽經有關的穴位，
　同時加以運用與操作。

任脈 —— 氣海穴

（《針灸資生經》：「氣海者，蓋人之元氣所生也。」）

【取　　穴】位於下腹部，正當臍下1.5寸（兩指寬）處。

【功　　用】治療婦科病、腰痛、食欲不振、夜尿症、兒童發育不良，可溫補腎陽、強壯體質。

【進行方式】使用推法，於穴位處塗抹潤滑劑上下10公分處，每次1～3分鐘即可。

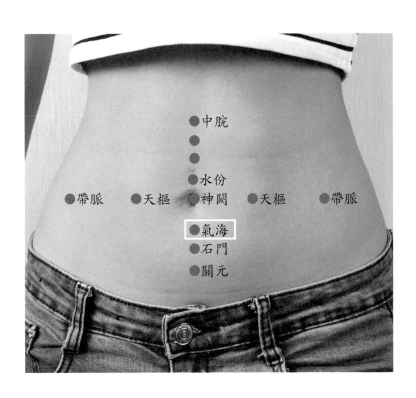

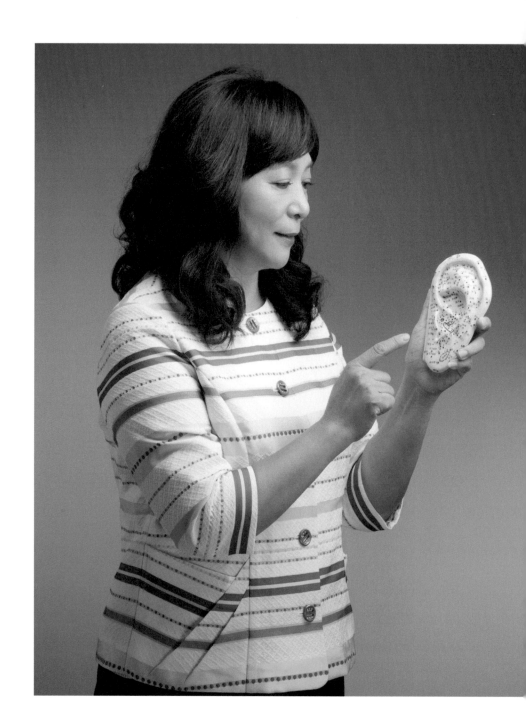

每日15分

健康更加分

中醫按五行學說，
將七情「怒、喜、憂、思、悲、恐、驚」
合併為「五志」，劃歸於五臟
具體來說，過怒則傷肝、過喜則傷心
過思則傷脾、過憂（悲）則傷肺
過恐（驚）則傷腎

百病皆因情緒起

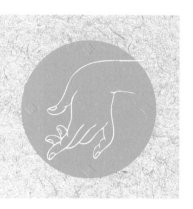

醫者語言可以治病、亦可致病！

　　在我的記憶裡，最常聽到父親楊守田醫師在診療室中跟患者講的一句話是：「百病皆因情緒起！」這句話後來廣傳四方，也被中醫界的養生醫學領域奉為經典名言。我成為醫師開始看診之後，也秉承父親的醫理，時時刻刻向患者勸告：「如果常生氣，真的會死喔！」更進一步向患者提醒：「如果能好死還好；如果拖著病，幾年都走不了，那更苦啊！」

　　父親是一位溫厚和善的人，總是用愉悅的口氣，不著痕跡的跟患者討論病情。父親常利用喜樂的氛圍，讓患者的身體放輕鬆，無形中化解了他們許多病痛。患者常說，光是來到診所看到父親，再苦痛的疾病都先好了一半。

　　有鑒於此，父親總是耳提面命的告訴我們：「治病要先醫心」，他更要我們記住「醫者語言可以治病、亦可致病」的個中奧妙。

　　父親的醫理不是自創，而是根據最傳統的中醫原理。中醫認為：各項情志太過之時，則損傷五臟，如怒傷肝、喜傷心、思傷脾、憂悲

傷肺、恐驚傷腎。怒、喜、憂、思、悲、恐、驚，七種情志變化，是人體對外界客觀事物的不同反映，亦是生命活動的正常現象，適時的宣洩或壓抑，是不會使人發病的；但一旦過度爆發或長期壓抑，或在突然的情緒刺激下，超過正常生理的承受範圍，難以面對、適應時，將使身體五臟六腑產生氣血功能紊亂，進而影響體內氣的運行；氣的運行一旦混亂，疾病就會乘虛而入。因此古語常說「百病生於氣」，又稱「內傷七情」。

中醫按五行學說，將七情「怒、喜、憂、思、悲、恐、驚」合併為「五志」，劃歸於五臟。具體來說，過怒則傷肝、過喜則傷心、過思則傷脾、過憂（悲）則傷肺、過恐（驚）則傷腎。

七情和五臟的關係相當密切，人在生活中永遠無法完全擺脫情緒的困擾，所以必須適當調整自己的腳步，穩定自己的情緒。人生不如意之事十之八九，如何轉迷成悟，是自己必須面對的考驗。想通了，是保養生命的最高境界，也是每個人生當下修行最大的考驗！

現代人若想常保身心健康愉悅，在生活步調上就要不急不緩保持中道；慢活不失為一種養生保健之道，如果您也願意加入「上醫治未病」的行列，就從穩定情緒做起吧！

我自己也有一套抒憂解鬱的妙法。例如：我很喜歡唱歌，簡單的一首偈語，就可以讓我開心、讓我哭，更是制止怒火的最佳良方！因為我堅信適當的宣洩是讓疾病遠離的好方法，所以我從國內唱到國外、從都市唱到鄉村……我明白勤奮是健康的靈丹，歡樂是長壽的妙藥！

老病死生誰替得？酸甜苦辣自承擔，
一劑養神平胃散，兩重和氣瀉肝腸。

在各種場合面對不同行業的人演講時，最常分享的就是這則偈語。首句「老病死生誰替得」，說的是在人生旅途上，生老病死是人人必面臨的過程，任何人都無法代替他人，也無法被人代替，所謂一人吃飯一人飽，各人生死各人了；而「酸甜苦辣自承擔」，說的正是生活中所有的起伏與好壞、酸甜苦辣，也都是自己全然承擔；這時，如果懂得運用「一劑養神平胃散」，在生活中懂得養心性、修養自己的身心，最後再用「兩重和氣瀉肝腸」，那麼，遇到任何事情，就都能神定氣閒、理直氣和，如此的人生才能安然自在、受用無窮。

情志與五臟的關係

七情產生的病因，會因為每個人的家庭、體質、性格、工作、生活及修行，而有不同的情況，在各種情緒的反應中，也會分別對臟腑產生不同的影響。善於養生者，就會多加注意情志的調適，知道過度激烈的情志，會嚴重影響體內功能失調，而累及我們的五臟六腑。

｜怒傷肝｜

中醫將肝列為五臟之首，怒則氣上傷肝，肢體拘急。

怒則傷肝，並非只指生氣時容易傷害肝的運作功能，還包括經常的情緒鬱悶或者生悶氣，都將對肝的運作有不當傷害。

肝倘若失去疏泄，每當生氣之後，容易出現脅痛或兩肋下疼痛、悶悶不樂、頭暈目眩，也會引發胃潰瘍、排泄不順、便祕，以及高血壓症狀。

| 喜傷心 |

「過喜」或「暴喜」，會使心氣消耗過度。喜、樂是身體健康的萬靈丹，但又如何解釋中醫的喜傷心呢？因為「喜則氣緩」，大喜之後這個氣就緩，緩意思是渙。《黃帝內經・靈樞・本神篇》說：「喜樂者，神憚散而不藏」。心是藏神的地方，喜笑過度，耗散神氣，就會使我們的心氣大大受傷。也會引起注意力下降、產生喜笑不休、心悸、頭暈、心悸、不易入睡又淺眠現象。嚴重時甚至引起精神失常，或突然暈倒。因此「過與不及」都不好，一切秉持中道為要。

| 思傷脾 |

《黃帝內經》說：「思則傷脾」。正常的思慮、思考絕對不會對身體產生不良影響，還能建立在脾氣的旺盛基礎上。

《黃帝內經・靈樞・本神篇》說：「脾憂愁不解則傷意，意傷則亂，四肢不舉」。人體在長時間高度集中思慮、思考時，中醫認為「思則氣結」，由於思慮過度，會讓神經系統功能失調，使得消化液分泌減少，會出現食欲不振、消化不良，便祕，腹瀉、神經衰弱、訥呆食少、形體憔悴、氣短、四肢乏力、鬱悶不舒等，嚴重時還會出現貧血、營養不良等症狀。

| 憂悲傷肺 |

《黃帝內經・素問》中說：「在志為憂，憂傷肺」，意思是說憂和悲與肺有密切牽連的情志問題。人們強烈悲傷時，嚴重時可傷及肺。過憂或悲會導致肺氣閉塞，倘若憂與悲的刺激量過大，或持續時間過長，就容易使人體氣機運行不暢或氣機閉塞，因而有胸膈滿悶、

情志憂傷、喘促咳嗽、呼吸不利的現象，重則有咳出膿血，音低氣微等症狀。《紅樓夢》中，多愁善感、悲憂傷身的林黛玉，就是一個很明顯的例子。

《黃帝內經・靈樞》說：「憂愁者，氣閉塞而不行」，由此可見，過於憂悲易引發憂鬱症、抑鬱症、消化性潰瘍、失眠、神經衰弱、精神官能症、音啞及呼吸頻率改變，消化功能失調等多種疾患。

｜恐／驚傷腎｜

係指情志過度緊張而造成的膽怯。驚恐不是直接傷腎，而是先通過心的感受，接下由腎來承受。前者的「驚」，指的是精神上的緊張多傷心神；後者的「恐」，則多傷腎氣。

驚恐與腎又是何種關係呢？中醫說腎為「先天之本」，腎藏精，主生殖泌尿系統；腎在志為恐。驚恐是一種膽怯、懼怕的心理，一個人會長期恐懼或突如其來面對驚恐狀況，特別容易發生在兒童、青少年階段，擔心被罵或現代校園霸凌事件所產生出的恐懼；或是某些人要上台前，都要先跑廁所；或是電視劇裡要被槍斃的人，幾乎都會嚇得屁滾尿流等現象，都是驚恐導致腎氣受損的現象，所以中醫才提示「恐、驚傷腎」。

恐懼不僅傷腎氣，還直接損傷腎精，驚傷則心神傷，會讓諸臟氣血失調，出現精神萎靡、嗜睡、神經衰弱、人體免疫力混亂或低下、心悸，嚴重時出現休克、癡呆等精神疾病。

治病要先醫心

中國的醫學巨著《黃帝內經》中提出人與自然和諧、人與社會和諧、人與自我和諧的理論，不計較、不比較、不瞋怒、不狂喜、不大悲、不驚不憂不恐，這些情志的陶冶，都可以從「與人為善」做起。我們在日常生活中，可以常常幫助他人、對別人的諫言從善如流，在人我關係裡實踐並昇華天人和諧之道，這就是減少疾病最初步的法則。

近年來，佛教的禪修、靜坐極為熱門，佛法在修心養性上，呼應上述中醫觀念，佛經亦開宗明義的說明：「不怕煩惱起，只怕覺照遲。」無名煩惱生起時，只要及時覺悟或是懺悔，自己仍然是個清淨善良的人。六祖惠能大師也提醒大家「煩惱即菩提」，煩惱是妄想、無明；菩提則是清淨的正覺，但任何困境和煩惱，都可以在智慧中獲得解答。

如何讓自己離開痛苦、得到快樂呢？佛門有業障之說，無須辯證，重要的是我們恰可以運用佛法智慧，在當前容易讓人剛硬、混亂、焦急的社會環境裡，消除種種無明的煩惱。能讓我們離苦得樂的好方法是什麼呢？

1.勤懺悔（反省的能力）：佛法如水，心的罪業、煩惱、瞋恨，要用佛法的法水來洗淨，懺悔不僅僅是一種念頭，更是一種由心發露的力量。改變自己最大的力量就是懺悔，深感對不起父母、家人、朋友及師長，要用懺悔的法水來洗滌自己造做出來的身口意業。我們要有勇氣改變自己的壞脾氣、瞋恨心、不良習慣，須知在這世上任何人都救不了我們，唯有我們自己才能救自己。

2.發大願（自利，利他，自他兩利）：儒家鼓勵男兒要志在四方，應當要有衝天之志。在佛門中所有的佛、菩薩、聖賢，都是從發願中成就道業，譬如：阿彌陀佛以四十八大願莊嚴西方淨土；觀世音菩薩救苦救難的十二大願；地藏菩薩「地獄不空誓不成佛、眾生度盡方證菩提」的大願；人世間也有很多義工朋友，也都以積極的熱忱，發出慈心悲願，才能為社會大眾服務。

有願就有希望、就有力量。我個人在這紅塵滾滾的世間，曾經受了不少痛苦和委屈，但再大的挫折，我也能承受，隨時做善事、做義工來奉獻社會，堅持信仰的力量，講好話與人結緣，在發願中，找到增加自信的力量。

3.明因果（種瓜得瓜，種豆得豆）：因果不是知識，是人生的真理準則。世間上的人、事、物，都可能會欺侮我們，唯有因果不會欺侮我們、委屈我們。看因果不是從一件事或一時、一地來看，因果是通三世的。「欲知前世因，今生受者是；欲知來世果，今生作者是」，做善事的後果永不令人失望，業力、善心給了我們無限希望，只要不種惡因，自然沒有惡果，人要幸福快樂就是要培養善因善果。

4.有慈悲（離苦得樂的根本）：在這個世間要能明白給的力量，也不要害怕接受善意。有些人失去家庭、沒有錢、沒有親人、沒有子女……，有些人是在生活富足安逸中無法開心，但只要保有一顆慈悲心，走出去與人為善、給人快樂、為人服務，會發現幸福之道就在眼前，他的前程依舊有光明照耀。

《黃帝內經・素問》曰：「人有五臟化五氣，以生喜怒憂思恐。」所以我們常感覺生一次氣，比工作二、三天還要累；古德亦云：「一念瞋心起，百萬障門開。」瞋恨心就是發脾氣，發起瞋恨

心，傷害了眾生也會傷害自己。還有一首偈語「瞋是心中火，能燒功德林，欲行菩薩道，忍辱護真心。」瞋恨心像一把火，一發起來會把好不容易栽培的功德林燒個精光，那真的是前功盡棄。

神奇的療「笑」

相信嗎？無理由大笑、微笑，具有神奇的療效！我很常大笑，常被偷偷罵「肖ㄟ」（瘋子），但我還是不吝嗇的時常露出讓身體能產生正向能量的微笑，一笑泯千愁，這是真的！

小孩的笑聲最天真無邪，也是我們聽過全世界最美的音樂，微笑可不能小看，它是最有智慧的語言。在臨床上，我希望患者都能保持心情的平和與愉悅，這對他們來說是最容易增強免疫力及提高疾病自癒能力的方式，也是增強家人幸福氣氛的泉源。

在我看診的過程中，曾以一百戶作記錄觀察：患者的家人們能相互關懷、嘻笑逗樂的，他的恢復力比嚴肅少語的、經常埋怨的、沒有家人陪伴的家庭，復原率高出許多。

一位林姓患者說：「開心微笑，能減少癌細胞對身心的折磨。」開心確實讓他樂觀了許多，無形中讓他減少許多疼痛。因為想好好的樂活，所以他心境放下，竟然還發現家人的表情也愉悅不少，微笑真是長壽保安康的特效藥。

有一位八十多歲的「包仔阿嬤」，從我小學時代，就吃她賣的水煎包；直到現在，她已經頭髮斑白，雙腳的膝關節彎曲到不行。每每看她步履蹣跚，總令我感到心疼。但見她日日風雨無阻的賣著水煎包，而且時時歡喜的說：「我看著大家吃的樣子就是開心！」老人家

告訴我，她不需要依靠子女，能自己獨力生活，就是生命中最大的喜悅！最重要的是，她的所得，還能夠捐贈給弱勢、布施寺院，更是她每日努力與歡喜的最大動力！

我也非常喜歡在監獄講課中對同學做一個實驗：睡前能對自己微笑、發露懺悔的話，入睡的速率絕對比平時快許多！這是因為發自內心的微笑，具有非常神奇的療效！

曾閱讀一篇報導，美國南佛羅里達大學健康科學研究中心首席科學家威斯利教授於二〇〇八年向全世界宣布：心臟可以分泌救人一命的荷爾蒙，足以在二十四小時內殺死95％以上的癌細胞，對其他絕症也有極好療效！而當人心情愈愉悅，人的心臟分泌的荷爾蒙就愈充沛。這種理論恰巧契合中醫所謂的「心」的功能。若要健康沒病來擾，調整生活、運動方式，規律生理時鐘，調節情緒、壓力，讓歡笑與平和多一些，配合亞健康管理或疾病治療，不只增強免疫系統功能，自癒或改善病況等許多發展都有可能。

憤怒的情緒對健康有一定的殺傷力，它對身體的傷害，絕不只是中醫提到的「怒傷肝」而已，還會引起許多內分泌失調、腸胃不順暢，嚴重時還會破壞腦細胞的運作。所以在臨床上常常出現許多冒汗、心悸、鬱悶、煩躁、焦慮、胸悶、無名火、臉上色斑、晚上睡不好、白天睡不醒的種種症狀，對此中醫有許多預防保健的方式可以舒緩與調理，建議採取能補足氣血、增強心臟、肺部功能與改善循環的穴位調理；當心煩意亂、神志不安時，可使人心平氣和，對身心具有一定功效的保健。生活中，每天讀或看一些對自己有正面思考及正向力量的文字與圖片，用微笑來養生，神奇功效勝良藥。

煩惱即菩提

千里修書只為牆，讓他三尺又何妨？

長城萬里今猶在，不見當年秦始皇。

話說在中國安徽省桐城市的一處歷史名勝古蹟——六尺巷（又名仁義巷）中，其牌坊上題有「禮讓」二字，六尺巷的由來是清朝康熙年間大學士張英（其後清朝名臣張廷玉的父親），當時家人因重修府邸院牆時，與鄰居吳氏產生了爭執，所以家人便寫信給當時在京作官的張英，要求他讓當地官府幫張家撐腰。張英收到信之後，隨即回詩一首（如上），張英的家人收到信之後，當下決定把院牆向後退讓三尺，其鄰居知道後也讚歎感動大學士的回信，主動提出願將自家的牆也向後退讓三尺。於是兩家之間便空出六尺，六尺巷因而得名。後來康熙皇帝知道了這件事，就敕立牌坊以彰張英的謙讓之德。

這是人與人之間各退一步的智慧。退一步蘊含了能全盤洞悉的睿智，將事情化繁為簡，凸顯了仁義的德行，避免產生不必要的爭執與矛盾，不造成更大的傷害與損失，這是仁義修持的最好養生方法。

有一句很有意思的古諺說：笑一笑，十年少；愁一愁，白了頭。

這不都說明了，笑、微笑、大笑，能使人忘記不愉快的事情，降低苦痛、延緩衰老、廣結善緣。這其中清楚揭示了一個道理；人生若是遇到困擾，是可以用來提升智慧的，不妨把它視為好事，因為「煩惱即菩提」，用歡喜與發自內心開心的笑來看待，一定對身體有正能量的幫助。

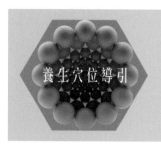

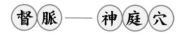

督 脈 —— 神 庭 穴

【取　　穴】位於人體的頭部，當前髮際正中直上
　　　　　　0.5寸處。

【功　　用】消除頭痛、眩暈、目赤腫痛、淚出，
　　　　　　恢復大腦的活力有功。

【進行方式】向髮際處方向，使用潤滑油推、按、
　　　　　　輕敲法，1～3分鐘。

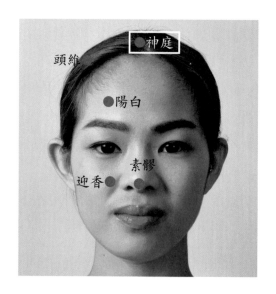

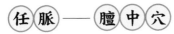
| 穴位保健歌訣 |

神庭膻中加關元，神門合谷清頭面

太衝極泉足三里，寬胸理氣養心性

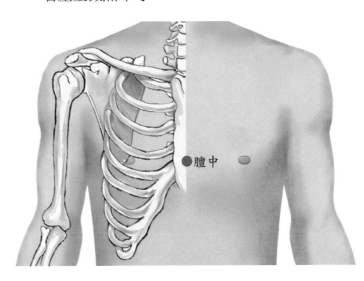

任 脈 —— 膻 中 穴

（八會穴之一，氣會膻中。為人體任脈上重要穴道之一）

【取　　　穴】膻中穴位於胸部，當前正中線上，平第四肋
　　　　　　間，兩乳頭連線的中點。

【功　　　用】改善胸部疼痛、腹部疼痛、心悸、呼吸困難、
　　　　　　咳嗽、乳腺炎、缺乳症、咳喘病等。

【進行方式】使用推、按、輕敲法，塗抹潤滑油1～3分鐘或
　　　　　　者壓至微熱即可。

●膻中

任脈 —— 關元穴

（為先天之氣海，此穴為任脈上的重要穴道之一）

【取　　穴】肚臍下3寸，約4橫指距離。

【功　　用】1.培元固本、補益下焦之功，凡元氣虧損均可使用。臨床上多用於泌尿、生殖系統疾患。

2.神經衰弱、失眠症、手腳冰冷、痛經、精力減退、減肥、增肥等均能改善。

【進行方式】使用按壓法每回3～5分鐘，或雙手交叉重疊置於關元穴上，塗抹潤滑油按壓至微熱亦可，稍加壓力，每日操作對泌尿系統有神效。

中國戰國時代的名醫扁鵲說：夏秋交替時節灸關元穴千壯，可以不怕冷不怕熱，都是取其穴讓穴位溫熱。如果三十歲，三年一灸臍下三百壯，五十歲二年一灸臍下三百壯，六十歲一年一灸臍下三百壯，可以長生不老。

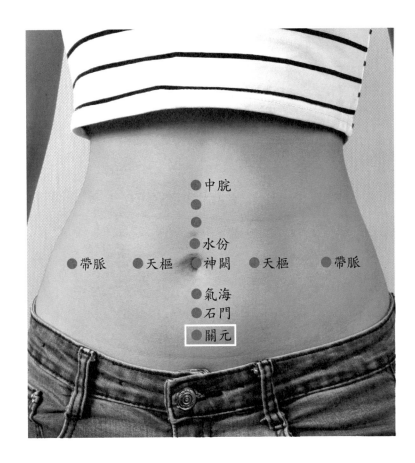

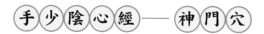

手少陰心經 —— 神門穴

【取　　穴】腕部腕掌橫紋上，尺側腕屈肌腱橈側凹陷處，
　　　　　　當豌豆骨後方。

【功　　用】1.改善神經衰弱、抑鬱、憂鬱、精神分裂。
　　　　　　2.可安靜神志、開竅益智。臨床上非常喜歡用
　　　　　　　於治療失眠。

【進行方式】塗抹潤滑油，使用推、按、壓法1～3分鐘。

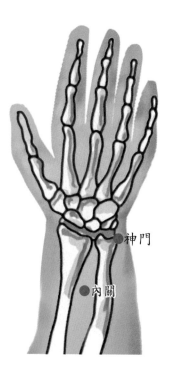

●神門

●內關

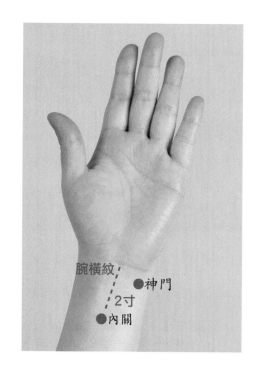

腕橫紋

●神門

2寸

●內關

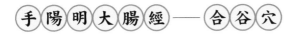

手陽明大腸經 —— 合谷穴

【取　　穴】手背第1～2掌骨間，第2掌骨橈側的中點處。

【功　　用】1. 疏散風邪、和胃通腸

　　　　　　2. 治療頭痛、牙痛，具疏通氣血，散風邪的功
能，有所謂「面口合谷收」。

【進行方式】1. 塗抹潤滑油之後，找到合谷穴以另一手拇
指指腹，「一按一放」10次。

　　　　　　2. 再由合谷穴處以另一手指指腹向虎口末梢處
輕推10次。

　　　　　　3. 以上兩種動作請持續做1分鐘即可。

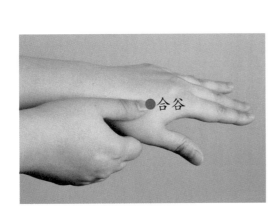

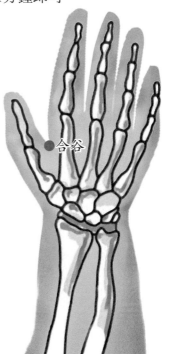

足厥陰肝經 ── 太衝穴

【取　　穴】在腳背、足背、第一蹠骨間隙的後方凹陷處。

【功　　用】1.化解心情焦慮、肝火旺盛,平肝息風、清肝明
　　　　　　　　目。

　　　　　　2.太衝穴為治療肝臟病症的重要穴位。

【進行方式】塗抹潤滑油,使用按推壓敲拍法皆可,時間約3～5
　　　　　　　分鐘。

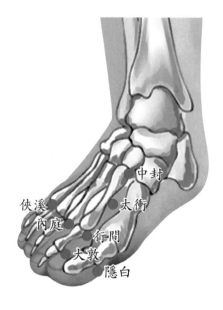

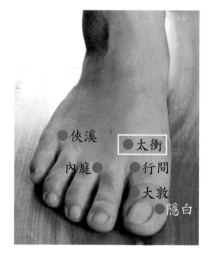

手厥陰心包經 —— 極泉穴

【取　　穴】位於腋窩正中凹陷處，兩條筋脈之間腋動脈的搏動處。人在按摩腋窩時，可明顯感覺到有一條青筋，而這條青筋的中間位置就是極泉穴。

【功　　用】驅散肝之邪氣，從而減輕心臟不適症狀。

【進行方式】使用輕拍再加重。出現的力道要均勻和緩。開始時可適當輕緩，後來再慢慢加大力量，以手臂上產生痠麻感為佳。

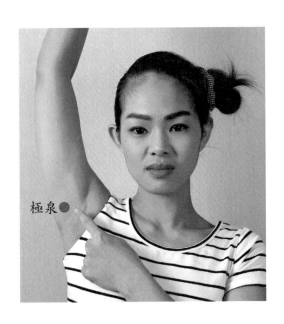

極泉●

足陽明胃經 —— 足三里穴

（養生長壽之要穴：三里常不乾，可享受遐齡）

【取　　穴】小腿前外側，外膝眼（犢鼻），膝蓋下方3寸
　　　　　　（四指橫寬）凹陷處。《素問・針解》：「所
　　　　　　謂三里者，下膝三寸也。」

【功　　用】1.足三里能防多種疾病、強身健體的重要穴位。

　　　　　　2.常按此穴，對於抗衰老延年益壽有一定效果。

　　　　　　3.可調節機體免疫力、增強抗病能力、調理脾胃
　　　　　　　促進消化系統功能、加快毒素排出、提高身
　　　　　　　體免疫力、通經活絡、扶正祛邪之功。

　　　　　　4.腸胃保健穴特效穴「足三里」。胃處在肚腹
　　　　　　　的上部，胃脹、胃脘疼痛的時候就要「理
　　　　　　　上」，按足三里力度往上方刺激；腹部正中
　　　　　　　出現不適，就需要「理中」，只用往內按；
　　　　　　　小腹在肚腹的下部，小腹上的病痛，按住足
　　　　　　　三里時往下方用力，這是「理下」。

【進行方式】1.輕敲30下，可以單側輕敲也可雙側同時輕敲。

　　　　　　2.塗抹了潤滑油之後，在足三里穴上下10公分
　　　　　　　處推法處理，1～3分鐘左右即可。

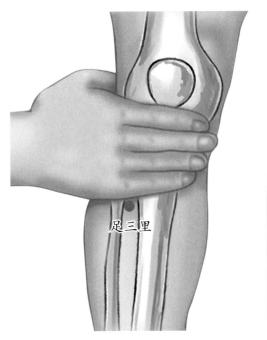

足三里

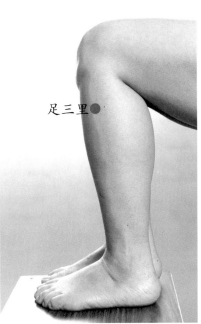

足三里●

瞭解亞健康 疾病少一半

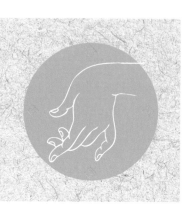

未病先防

有一句話，人人耳熟能詳、朗朗上口，就是：「健康是人生最大的財富」。

但在我行醫的生涯中，卻經常很無奈的感受到：健康的人生是被渴望、卻也是經常被遺忘的一件事！

根據世界衛生組織（WHO）說明，一個「健康」的人，並不只是「沒有疾病而已」，而是一個人在身體、精神和交往上的完美狀態；一個人除了身體的無病，還必須能在生活的週遭環境、人我關係之間達到一定的互動與和諧，才能算是真正的健康。

世界衛生組織所訂定的健康概念，把人的健康狀態分為三種：第一狀態是「健康」、第二狀態是「生病」、第三狀態是介乎健康與疾病之間的生理狀態。

二○○七年，世界衛生組織所提出的「亞健康狀態」，指的是在身體上，介於健康與疾病之間的邊緣狀態人數，約占人群總數的75％。根據一項全球性調查結果指出，全世界真正健康的人僅占

5％，而經醫生檢查、診斷有病的人，則占20％，所以全人類有75％的人處於亞健康狀態。

世界衛生組織不斷的呼籲：「健康不應該只是沒有疾病而已，更應能積極促進身心、社會全面健康的發展，取得生活與生命的平衡點。」

從這樣的數據看來，有75％的人，雖然未患病，但已潛伏著不同程度的致病因素，並具有發生某些疾病的高危險傾向。所以中醫一直在堅持「治未病」的扶正祛邪概念，因為一個人雖然還未患病，但卻表現出某種疾病的體徵，及軀體與精神的適應能力異常，就應該從「未病先防」做到「既病防變」的防範與治療，這是防患於未然，並非等疾病發生了再去做治療。

因此《素問‧上古天真論》提到：「恬淡虛無，真氣從之，精神內守，病安從來」，足見古人都已具有相當程度的預防概念，並極力倡導。

養身　養心　養氣　健康更長壽

生病之人在軀體的形態上會出現傷害和缺損，很容易被辨識；但當今社會有一個相當龐大的族群，身體雖有種種不適，但去醫院檢查後，卻未發現器質性病變。但他們確實感到不適，甚至影響到正常的生活。他們不斷出現軟弱無力、疲倦不堪、胸悶易煩、頭痛頭暈、嗜睡不昧、負面思維、記憶不良、扭曲思維、善忌不樂、易怒不安、四肢無力、眼睛疲勞、呼吸不順、腰痠背痛、腸胃不適、口乾口臭、抵

抗力差、易感風邪、咽喉腫痛……問題，說有病嘛，卻查不出來；說他健康嘛，問題卻不少。

提供一個處方良言：慈悲善良是健康的元素、健康是一切生命的基礎！

以中醫預防醫學角度，養生的最高原則不外乎要順其自然，體現「天人合一」，生活中應遵循四時養生、藥食同源、修身養性；人際中則可從助人為樂、與人為善、轉念與改變等幾大方向來進行，取中道的方式，達到強健體魄的目的。

保健養生的作法，要從小地方做起，依春生、夏長、秋收、冬藏的節令適時調整臟腑。

以中醫的角度來說明「秋天養生」。秋天乾燥，最容易傷害到肺部系統的呼吸狀況。肺為驕臟，喜濕惡燥，最恰當的保健，宜多補充水分加以滋潤，同時也建議：

1.順應大自然的節氣調整生活，多選擇當季食物。

2.飲食起居要正常，培養良好習慣以調整代謝率。

3.時時保有助人為樂的善念，做為每日必修課業。

4.《類經‧醫易》：「天下之萬理，出於一動一靜。」

5.適當運動、沉澱與靜坐，每日15分，健康更加分。

以上都是在臨床醫學實務中，歸納出來的最佳保健良方。同時我們也可以輕易的運用穴位調理，既能緩解身體的疲勞又可以快速解除亞健康狀態帶來的疾病症狀，這就是經絡養生的最高境界。

要讓身體一直保持無病的狀態，實際上是有點困難的；但要讓身體減少疾病纏身，卻有可預防之道。中醫所謂的「疾病」，都是「正邪（氣）相爭」的結果，身體弱了就出現邪氣，所以更應重視的是了

解致病的原因。

中醫著名的「三因學說」，說明疾病的成因：

1.內因：內因，就是情志，包括了怒、喜、憂、思、悲、恐、驚，泛指人在思想上或情感上所出的問題，稱之為內傷的疾病。

2.外因：外因，就是風、寒、暑、濕、燥、火六種氣，因為太過多了，加上人的正氣虛，就會造成外感的疾病而產生邪氣。

3.不內外因，就是成疾關鍵既不屬於內因，也不屬於外因。不內外因的範圍就比較廣了，涵蓋了虎狼毒蟲、金瘡外傷、飲食、過勞、中毒等，都可以歸類為不內外因範圍。

要避免「外因」發生，首先要了解天人合一、順應四時、長養正氣；什麼季節該吃的、該穿的、該注意的，都因應節氣之理，具足了正氣，邪氣就不容易入侵了。

至於「不內外因」，就得從多方面的角度預防，養成良好的生活習慣、增強抵抗力，就更有能力避免不該產生的狀況與疾病。

尤其現代世界性的暖化危機、空氣汙染，還有「人我關係」的微妙，遇有聽不慣的話、看不下去的事，一言不合便反目成仇……，都造成很多疾病的出現。

所以，我建議大家，在個人的精神意識上，不要讓情緒時時產生太大變化；這些情緒會直接從心理影響到氣機，再從氣機影響到我們的生機。在中醫來講，情志的調理，是非常重要的釋放與維護。

好比我們想種一棵樹，樹枝該如何修剪？如何施肥？種於何處？最後如何能讓人賞心悅目？如同中醫學中提倡養生，從養生中學習如何讓我們更健康，更茁壯，是同樣的道理。

身心疏通保養有妙招　練提肛

提到肛門，很多人覺得這是一個私密隱晦的地方，羞於啟口；但是肛門運動對身體甚有益處，古代長壽秘方《養生十六宜》記載中就提到「穀道宜常提」（穀道指肛門）；從小體弱多病，後來卻活到一百零二歲的「藥王」孫思邈就提出：「穀道宜常撮」（撮，即提縮也）。無非都是在臨床中證明，經常隨呼吸做提肛運動，有利於體內氣機的升降，更能促進體內氣血正常的運行。

中醫養生學中很重視肛門，因為「氣道內提」，收、提肛門以保元真之氣內藏。女人做肛門運動可以治療尿失禁，男人做肛門運動能治療性功能障礙症。無論男女老少，隨時隨地都可以練，提肛運動可採用站、坐、臥等多種姿態進行，不限時間或場地，但是我個人提倡站著練習，畢竟現在人坐著的時間比站著多。方法如下：

1.提肛運動是運用骨盆底的肌肉，有規律的往上提收肛門，緩慢提肛動作縮緊骨盆底肌肉，夾住屁股10秒，然後放鬆休息20秒，吸氣時提肛縮腹，呼氣時將肛門放下。一提一鬆就是提肛運動。

2.經常做提肛運動的人，有助於升提陽氣、溫經活絡而延年益壽，並且讓初期出現的脫肛、痔瘡、陽痿、早洩、尿失禁、尿頻等疾病都能大有改善，同時對預防心血管疾病、冠心病、高血壓、下肢靜脈曲張等慢性疾病更有顯著效果，但必須持之以恆的練習。

健康是建立在通行無阻的脊椎上

「健康是建立在通行無阻的脊椎上」，這句話值得細細體驗證得，分

享以下保健良方：

| 一、調理背部足太陽膀胱經 |

足太陽膀胱經的穴位有67穴（左右加起來共有134穴），是所有經絡中最多穴位的，也是管理五臟六腑最重要的一條經絡。本經起於睛明，止於至陰，左右各67個腧穴，有49個穴位分布在頭面部、項背部和腰背部，18個穴位分布在下肢後。異常時會表現出：嚴重頭痛、眼睛感覺要脫出、後項好像被牽引、脊背痛、腰好像快折斷、股關節不能彎曲、腰背部、尾　部、腳底外踝痛、膕窩凝結，腓腸肌欲裂、靜脈曲張、全身上下都感受到不舒服……。本經主治心、項、目、背、腰、下肢部的病變，所影響的範圍非常的廣泛。

【進行方式】

保養膀胱經的方法不難。我建議大家每天洗好澡後，俯臥在床上，請家人由督脈兩旁3寸處，由頸部往腰椎處，運用潤滑油，可以使用拍法與推法5～10分鐘。如此可以達到：

1.讓肌肉放鬆

2.疏通五臟六腑

3.能祛病健身

4.讓全身放鬆、延年益壽。

| 二、打坐禪定　安定身心 |

東方文化中的打坐，可以防止大腦的老化。打坐禪定曾經被視為追求身心靈神祕與深奧的奇蹟，現今在歐美國家已成為一種非常普遍

的活動。打坐練習能改變腦部神經傳導路徑，直接影響大腦的功能與構造，協助腦部控制情緒，使人更加自律，減少焦慮。所以在這焦慮的環境裡，不只成年人興起禪坐風，也特別鼓勵兒童打坐，可使他們情緒安定，同時延長注意力、增加專注力與記憶力。

美國品牌蘋果創辦人賈伯斯接觸「禪」之後，逐漸瞭解與推廣禪定，之後他接觸了佛教，持續性的禪定修習，從中改善了高速旋轉的身心狀態。

尤其賈伯斯得知自己罹癌之後，禪定的功課使他瞬間進入身心平衡的最佳修養境界，身體的生理狀態得到改善，從中也獲得許多新思維。他印證了「打坐禪定」對人類的生活與智慧絕對有相當的好處。

世間是煩惱的，也是菩提的。一般人認為煩惱是煩惱，菩提是菩提，其實「煩惱即菩提」，沒有煩惱便沒有菩提可得。就如還沒有成熟的鳳梨、柿子，很酸很澀，但是經過風吹日晒、霜雪雨露的滋潤，等它成熟以後再吃，就變甜了。甜從那裡來？就是從酸、澀而來。

我常說禪定不是佛道的專利，當今社會任何人都有透過禪修達到身心柔和自在的需要。我會特別在臨床中給予患者適當的輔導，鼓勵大家每日進行至少15分鐘的靜坐，結果無論是情緒上的不穩定、身體上的不舒適，都有明顯的緩和功能。

現今的科學研究也證明，打坐確實可以緩解疼痛、改善專注力，以及提升免疫力、降低血壓指數、抑制焦慮和失眠的痛苦，甚至可疏導因抑鬱症、煩悶所出現種種的惡劣情緒。

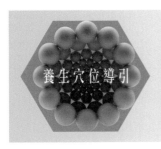

養生穴位導引

以下介紹幾個方便居家自己動手調養的穴位，可有效預防疾病的產生，只要您願意動動手，身體心理都會很開心。

足少陽膽經 ── 肩井穴

【取　　穴】位於肩上，位於大椎與肩峰端連線的中點上（肩部最高處）。

【功　　用】對於肩頸部軟組織問題、乳腺炎、性功能、肩痠痛、頭部症狀、眼睛疲勞、耳鳴、高血壓、落枕、入眠、疏導水液等有幫助。

【進行方式】由脊椎旁向肩峰處塗上潤滑油或以優質的刮痧板推法、定點按或壓法，每次3～5分鐘，以肌肉不出瘀血、出痧為原則。

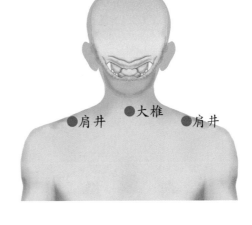

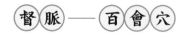

督脈 ── 百會穴

頭頂的百會穴是諸陽之會，既是長壽穴，也是養生保健神奇穴。

【取　　穴】頭頂正中線前髮際後5寸處，約當兩耳尖直上頭頂中央
　　　　　　連線的交點處。

【功　　用】1.穴位在頭部，處理有關頭部疼痛的各項問題有奇功。

　　　　　　2.能安神、醒腦、開竅、明目、提升陽氣；改善頭重腳
　　　　　　　輕、老年癡呆、高血壓、低血壓、宿醉、失眠、焦慮
　　　　　　　等等。

【進行方式】以食、中、無名指腹，輕敲、按、壓法，每次10秒，
　　　　　　放開3秒，反覆按壓3～5次即可。一個月後可繼續增加
　　　　　　10次，或每日敲100下。

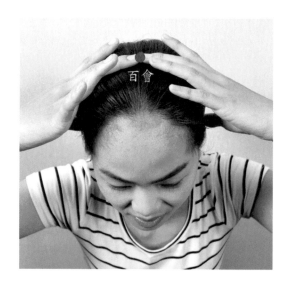

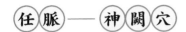

（中醫稱肚臍為「神闕穴」，又稱先天之根蒂；
養生學家則將肚臍視為「身體重要堡壘」）

「神闕穴」又名臍中，是人體任脈上的重要穴，不單單連結母親與嬰兒的關係，更是人體生命最隱密與奧妙的長壽大穴。每天對神闕穴進行按摩調理，經過研究發現可使人精神充沛、幫助消化、和胃理腸、增強體力；對於經常感到腹痛腸鳴、腹脹胸悶、莫名煩燥，身體無病痛卻覺得全身不舒適者，有獨特的療效。

【取　　穴】該穴位於人體的腹中部，臍中央。

【功　　用】疏通經絡、平衡臟腑、散結通滯、暢通全身之氣血、改善膚色。

【進行方式】使用推、按、壓法，在神闕穴附近以順時鐘方向運行1分鐘後，再以掌心按住神闕穴「一壓一放」，有微熱感或30下之後，再用掌心蓋住保暖約3分鐘即可，每日一回或數回皆可。

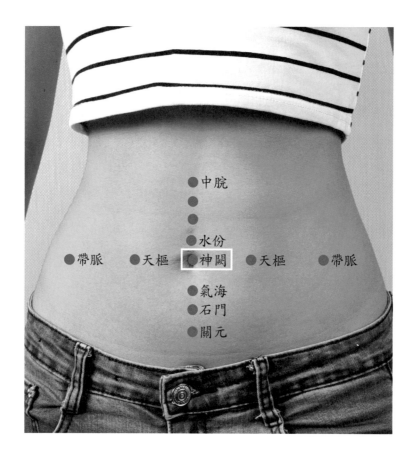

中脘
水份
帶脈　天樞　神闕　天樞　帶脈
氣海
石門
關元

足 少 陰 腎 經 —— 湧 泉 穴

（是足少陰腎經上的要穴、也是人體長壽大穴之一。）

【取　　穴】足底前部凹陷處第2、3趾趾縫紋頭端與足跟連線的前
　　　　　　1/3處，當腳掌彎曲腳趾時，足底前部出現的凹陷處。

【功　　用】1.腎氣充足、耳聰目明、發育正常、性功能強盛、壯實
　　　　　　　腰膝。

　　　　　　2.湧泉穴能通過經絡傳遞作用，調節我們的植物神經系
　　　　　　　統（註），幫助擴張血管、加快毒素排出、降低血液
　　　　　　　中的黏稠度。湧泉穴也可以減緩頭頂痛，所以又有
　　　　　　　「頂心頭痛扎湧泉」之說。如果我們經常泡腳按壓湧
　　　　　　　泉穴，可以加速血液循環、活絡腎經。

【進行方式】使用敲、拍、按、壓法，塗點潤滑油，每次各30下即
　　　　　　可。

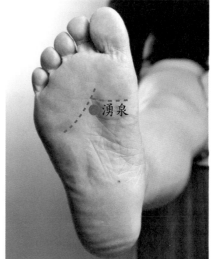

湧泉

身心安康穴位歌訣

（邀請家人朋友一起唱唱歌、動動手，會感到更有趣、更持續）

打坐禪修戒定慧

防止腦化肩井順

百會保健又長壽

神闕肚腹保安康

提肛滋補腎陰陽

身心活絡在背部

每日推拍膀胱經

固本培元找湧泉

註：

植物神經紊亂就是現在人常常覺得「全身都是病」的感覺。這是現代人常見的一種問題，主要特點是大腦高級神經中樞和植物神經的功能失調，表現出影響心血管系統、呼吸系統、消化系統、內分泌系統、代謝循環系統、泌尿生殖系統等全身各個器官、腺體都不舒適的一種現象。

雙手萬能
保健DIY

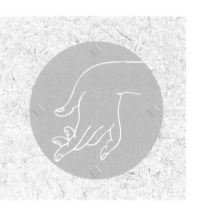

男女青壯年通用方

說到人類的雙手，可謂造物者創造出來的偉大傑作，如果說，人類是萬物之靈，那麼，人類的雙手就是造就人類萬能的功臣。諸多成語如：杏林妙手、高手雲集、仁心聖手等，都在稱讚雙手的妙用。

我們無法比較出左手和右手哪一隻重要，就像我們手中的五根手指頭，沒有哪一根是最重要，哪一根手指頭可以缺少。

五根手指其實個個都是第一，統統都很有用；一定要五指並存，團結合作才有力量。同理，人與人之間也只有團結、互助、平等、包容，才能為家庭、社會、國家，建設一個更光明、更美好的明天。

「雙手」也是保健中最好用的工具，運用十個手指來按壓穴道，是最安全無虞、隨手可得的醫藥箱。透過幾個簡易小動作，就能居家保健，那實在是太好了：

1.食指、中指、無名指、小指的指腹輕敲百會穴，可以瞬間提神。

2.雙手摩擦生熱，勞宮穴敷在眼睛、額頭，讓視神經恢復疲勞，

減少眼睛疾病的發生。

　　3.運用手指、手臂帶動全身導引功法，作一回歷久不衰的八段錦，每日不間斷一至兩回，可讓身心安康。

日常生活中最好的保健

　　雙手妙用雖好，身心卻要如肝膽相照般相互照應，才更能相得益彰；古德法語說：「心如大海無邊際，廣植淨蓮養身心；自有一雙無事手，為作世間慈悲人。」其中的「自有一雙無事手」，就是說藉由心的力量，能驅動我們的雙手，隨時、隨地、隨緣做好事、替人服務、隨時結善緣，累積善緣福德。

　　而「為作世間慈悲人」，就是奉行慈悲，無私而有智慧的服務濟助，是不求回報的布施奉獻，是成就大眾的一種願心，佛教裡的無量法門，不都是以慈悲為根本的嗎？《般若經》中提到，菩薩因眾生而生大悲心，因大悲心而長養菩提，因菩提而成就佛道。所以慈悲心就是為人服務的必要條件，也正是身心健康的基本條件，不是嗎？

健康生活必需品

　　提出以下五種非常實用的身體「營養品」，有增強代謝、強身、瘦身之效果，是您健康生活的必需品！

一、敲敲帶脈

講到「帶脈」穴，我在此針對「減肥」提出一些心得。「帶脈」

不通、小腹必胖,「帶脈」堵塞會有腹部肥胖的現象。十位女性中有八人想減肥,然而市面上瘦身產品種類過多,甚至有些氾濫,也有許多瘦身偏方層出不窮,但是您相信嗎?您是否也曾有過很想瘦卻達不到目標,弄巧成拙的負面經驗呢?

下半身容易水腫的、想瘦腿的、蝴蝶袖的、水桶腰的、小海臀的等等無法解決的肥胖原因實在太多了;日常生活中行住坐臥的種種錯誤模式,以及遺傳基因和後天環境所造成的代謝失調、循環不良、錯誤飲食等,都是讓人想瘦又瘦不了的原因。

其中最重要的因素之一,就是缺乏「既病防復」的重要觀念,導致在飲食、起居、生理、心理上產生許多誘因,讓自己無法堅持。

我常奉勸患者說:常保持身口意暢快,固定在工作之餘,讓自己的生命創造價值,譬如找時間擔任義工、時時逢人說好話、提升自我正能量、正思維,則心理無大病。此外, 每日利用所學之經絡穴位保健方式進行15~30分鐘,食物切勿暴飲暴食,維持最基本的三餐正常,才能達到理想的目標。

中醫學理上,「暖則生,寒則殺」。天地陰陽之氣,得其中和為宜。人體的腹部為「五臟六腑之宮城,陰陽氣血之發源」。腹部為陰,所有陰經都要經過腹部,如肝經、脾經、腎經、任脈等。倘若腹部著涼,很容易讓帶脈瘀堵。尤其現代女性朋友,切記要少穿低腰褲、露腰裝,以免造成帶脈堵塞。須知身上這條唯一橫向運行的帶脈一旦被瘀堵了,全身上下都無法正常運行。

當人內在的陽氣不充足時,這時就必須藉助外在最天然的力量,如「保溫」、「穴位刺激」來補益強身,促進新陳代謝,提高免疫系統功能、才能使機體更加強壯。不怕效果不彰,只怕沒有恆心!明白

了這基本概念，再勤加練習操作，其功效就指日可待囉！

| 二、搓按勞宮 |

因現代人繁忙的工作壓力、加班熬夜、應酬喝酒等引起的睡眠障礙、口乾口臭、心胃不適等症狀，都可按壓、刺激勞宮穴，可起清心和胃、消腫止痛的作用，是現代人經常使用的保健穴位。

| 三、拍壓內關 |

守護心臟的一個重要關口，消除脹氣、緩解緊張、紓壓解勞，加速體內新陳代謝，緩解肌膚乾燥和浮腫，是讓全身強壯的特定要穴之一。

| 四、推壓十宣 |

推壓十宣是避免腦組織惡化，減少腦細胞死亡、減輕腦中風後遺症的急救良方。具足了便利性、安全性及效果的顯著性，取穴容易、刺激性強、安全性高。

雖然許多醫師會把刺激十宣穴運用在突如其來的腦中風發病時，一般也視為這是最簡便的急救手法；但必須謹記，腦中風發病時，在沒有任何人可以理解病情的狀態下，不建議進行這項操作。

我個人則主張「留意亞健康，身心不慌張」，只要我們每日按壓十宣穴，秉持多認知「十宣穴」的妙用，就可以減少腦中風的疑懼，甚至可以減少患者個人、家人長期的折磨與苦痛。熟悉「十宣穴」、善用「十宣穴」是我於教學生涯中，在理論與實務上獲得最多認同的收穫。

許多願意與我堅持每日操作「十宣穴」的患者，都出奇的感受到身體改善的奇蹟！從拇指十宣穴開始，依次按壓食指、中指、無名指、小指十宣穴，特別是驚厥患者，可獲得最大的改善。

| 五、每日一回八段錦 |

接下來推薦一套歷久不衰的強身保健運動──「八段錦」。

八段錦是一套獨立而完整的健身功法，是一種傳統的健身、練功的運動。歷史傳承悠久，流傳深遠，廣受大眾喜愛。我深盼每個人每日都做一回合，配合呼吸，開始作之前一定要將名稱呼出聲音，震動咽喉讓肺氣更暢通，讓肢體運動，使血脈流通，用意識呼吸的意念改善生理機能，可以活氣血、強筋骨，使身體產生保健安康的效益。

我特別喜愛介紹長者、小孩多多練習此法，一則可以促進血液循環、二則許多小孩學習過後，穩定性都高度提升，是一項非常好的調息、調氣養生法則。

坊間有許多八段錦的影片，很值得收藏，在家每天練一回，或者參加公園、社區或人間大學開設的班別，勤加練習，是居家最佳的保健方。

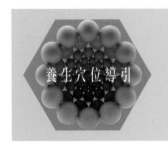

養生穴位導引

光說不練毫無意義，以下介紹上述五項增強代謝、強身瘦身的導引方式，說明特殊穴位與進行方式，讓您達到事半功

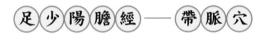

足少陽膽經 ── 帶脈穴

《針灸甲乙經》云：「婦人少腹堅痛，月水不調，帶脈主之。」中醫學中，人稱醫聖的張仲景早就發現「帶脈穴」對女性的健康扮演非常重要的角色。他主張帶脈是治療婦科病的「萬能穴」。現代醫學中也證明，和帶脈息息相關的婦科，如婦女月經不調等，皆可通過「敲帶脈」達到輔助之功。

【取　　穴】位於人體側腹部，當第十一肋骨游離端下方垂線與臍水準線的交點上。（神闕穴旁開7.5寸處）

【功　　用】減肥、通便、溫補肝腎，通調氣血，排毒養顏。

【進行方式】在帶脈穴上敲擊50～100下，恢復帶脈的約束能力、減除腰腹部的脂肪，作用是非常特殊的。亦可使用敲、按、壓法，雙手來回1～3分鐘，接下來可以雙手同時敲帶脈再1～3分鐘即可，因為敲帶脈是一項持續性的保健與運動。

上醫治未病 健康好 Easy

倍之利！身體的每一個穴位都對應一定的功效，如果能充分瞭解這些穴位，就可以隨時運用，不用擔心疾病帶來的壓力，連打針吃藥都可以避免，最重要的是可以提升生活品質。

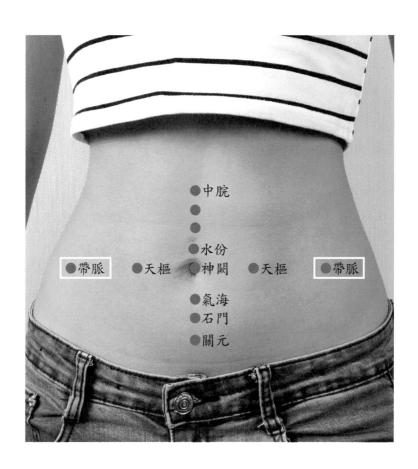

● 中脘

● 水份
● 帶脈　● 天樞　● 神闕　● 天樞　● 帶脈
● 氣海
● 石門
● 關元

手厥陰心包經——勞宮穴

【取　　穴】握拳，以中指及無名指，屈向掌心，在兩指尖
　　　　　　之中間的位置。

【功　　用】調節自律神經功能、緩解緊繃情緒、失眠、煩
　　　　　　悶、壓力過大、心神不寧，胸悶者最好的保健
　　　　　　要穴。

【進行方式】使用雙手互敲、按、壓法，雙手來回3～5分鐘。

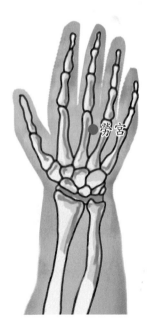

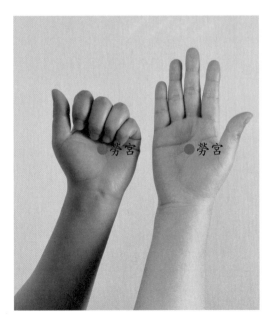

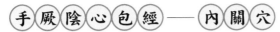

（守護心臟的一個重要關口）

【取　　穴】位於前臂正中，腕橫紋上2寸，在橈側屈腕肌腱
　　　　　　同掌長肌腱之間（右手3個手指頭併攏，無名指
　　　　　　放在左手腕橫紋上取穴）

【功　　用】調理急慢性心臟疾病、胸口疼痛、冠心病、心
　　　　　　絞痛、心律不整之要穴。能寧心安神、寬胸理
　　　　　　氣、緩急止痛、降逆止嘔、調補陰陽氣血、疏
　　　　　　通經脈等。

【進行方式】使用敲、按、壓法，雙手來回3～5分鐘，用左
　　　　　　手的拇指尖按壓右手內關穴，以感覺痠脹為
　　　　　　度，再用右手按壓左側的穴位。

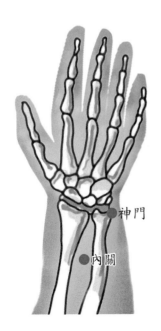

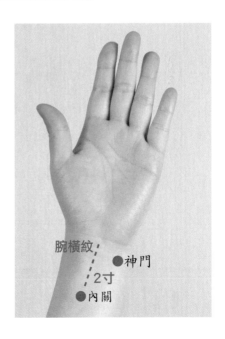

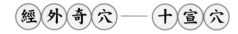

經外奇穴——十宣穴

【取　　穴】在手上十指尖端，距離手指甲與手指肉邊緣0.1寸處，左右共10個穴位。

【功　　用】清熱開竅、提神醒腦，改善急性咽喉炎、急性胃腸炎、高血壓、手指麻木。

【進行方式】按壓十宣穴，最方便的方式是用拇指的指甲用力反覆按壓，以有刺痛感為主，以適當的力量進行按壓，時間左右手約3～5分鐘，也要視個人可以忍受的時間加減，時間總長以每回不超過5分鐘為宜。

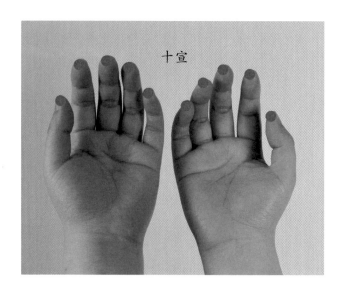

十宣

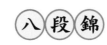

【口訣】

雙手托天理三焦，

左右開弓似射鵰。

調理脾胃需單舉，

五勞七傷往後瞧。

搖頭擺尾去心火，

兩手攀足固腎腰。

攢拳怒目增氣力，

背後七顛百病消。

【功效】

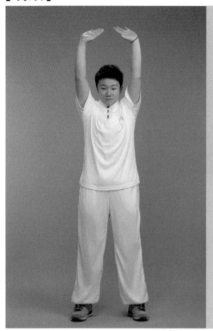

一段錦：
雙手托天理三焦

充分伸展肢體和調理三焦
外，對腰背痛、背肌僵
硬、頸椎病、增強胃腸蠕
動，消化吸收功能有助
益。

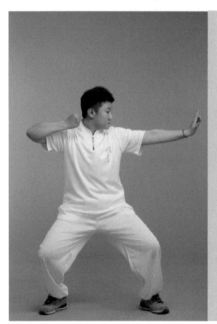

二段錦：
左右開弓似射鵰

改善胸椎、頸部的血液循
環。增強肺活量，對慢性
支氣管氣喘、肺心病患者
有好處。

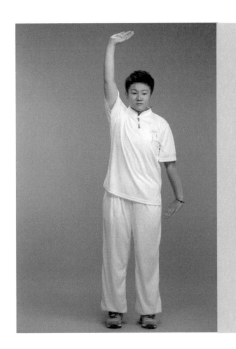

三段錦：
調理脾胃需單舉

兩手交替一手上舉一手下
按，上下對拔拉長，使兩
側內臟和肌肉受到協調性
的牽引，特別是肝膽脾胃
等臟器。對腸胃炎、胃弱
的病患，可加強練習。

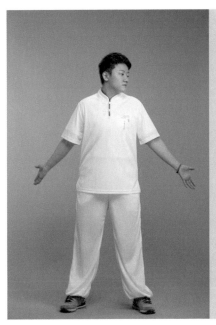

四段錦：
五勞七傷往後瞧

頭頸的反覆擰轉運動，加
強了頸部肌肉的伸縮能
力，改善了頭頸部的血液
循環，有助於解除中樞神
經系統的疲勞，增強和改
善其功能。

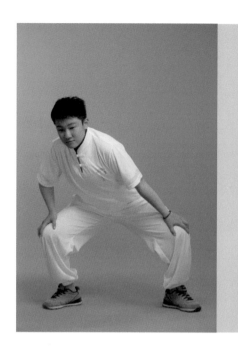

五段錦：
搖頭擺尾去心火

靜以制躁，「心火」為虛火上炎，引氣血下降。同時進行的俯身旋轉動作，亦有降伏「心火」的作用。保持逍遙自在，可調節自律神經，消除壓力、緊張等情緒引起的不適。

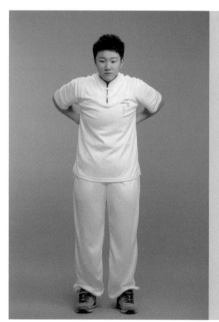

六段錦：
兩手攀足固腎腰

「藏精之臟」——腎是調節體液平衡的重要臟器。腎上腺是內分泌器官。與全身代謝機能有密切關係；可使督脈氣血暢通，腎氣旺盛，強化腰肌，達到固腎的效果。

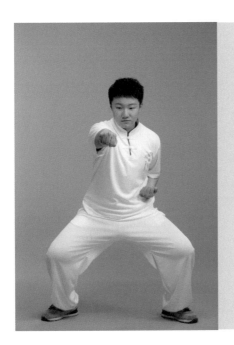

▌ 七段錦：
攢拳怒目增氣力

作用是舒暢全身氣機、增強肺氣、增強體力、促進體內大、小循環，有延年益壽作用。

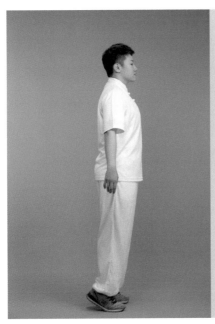

▌ 八段錦：
背後七顛百病消

通過肢體導引，吸氣兩臂自身側上舉過頭，呼氣下落，同時放鬆全身，並將「濁氣」自頭向湧泉引之，排出體外。有利於脊髓神經功能的增強，進而加強全身神經的調節作用。

天天有經絡
疾病遠離我

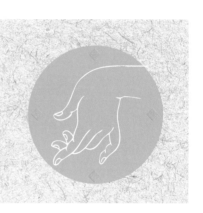

婦幼長者必備良方

　　在中醫博大精深的領域中，我將經絡保健看待成人體最必要的氣血發動機，是一個啟動生命力不可或缺的關鍵。

　　一個人從小到大的成長過程中，因為食物、空氣、壓力林林總總的負擔，讓身體藏汙納垢，疾病也就因此累積。

　　我強力主張治未病且不斷的努力宣導：「留意亞健康，身心不慌張」。想想看，我們為何每天都要刷牙？不正是因為多年來牙醫師們認真宣導牙齒整潔保固有多重要嗎？在眾多的牙醫師努力及勸說之下，很多人都養成早晚刷兩回的習慣，有些人更積極的每回飯後都要刷牙！

　　注重牙齒保健的人日益增多，很多人更努力維持牙齒的美觀亮白，不也在創造美麗與健康的價值？

　　那身體的經絡如何看待呢？「經絡」在二千多年前就已被大眾廣為運用，古代即有普羅大眾深深感受其奧妙的功效；但反觀現今，有些人知道但無法去做、或者無法天天去做。不去調理經絡的人，是不

明白？還是怕用錯？或是用過但出問題而不敢再用？所以我想鼓勵大眾，將經絡保健天天用、早也用、晚也用、想到就用、疲勞了就用、預防疾病更要用，將經絡保健推廣成「全民運動」。

　　天底下有使用中的車或機器是不需要維修的嗎？買來的機器、車子天天用，雖然老舊了總會報廢，但是使用期間，只要保養得當，它的使用過程絕對讓人放心許多。

　　俗話常說雙手萬能，特別是十指連心，雙手與人體身上的臟腑互動有密不可分的關係。中醫醫理中的經絡學，明確告知我們：每個人的手部陰面有三條經絡通行（肺經、心包經、心經），而陽面也有三條經絡（大腸經、三焦經、小腸經），彼此緊密牽動著。

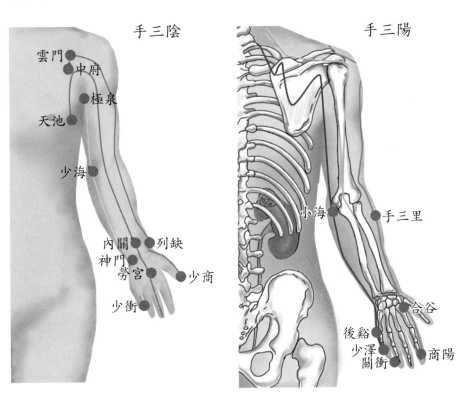

手三陰

雲門
中府
極泉
天池
少海
內關
神門　列缺
勞宮
少商
少衝

手三陽

小海　手三里
合谷
後谿
少澤　商陽
關衝

經絡的通行順暢與否，跟我們的腦部、睡眠、心血管、呼吸、腸胃的蠕動、精神情志都有非常密切的關連，更重要的是，與代謝循環及排泄亦有相當大的關係。

健不健康靠自己

手上的六條經絡，我們分陰、陽來操作。這六條經絡的陰面三條，與精神、思維、呼吸，跟情緒有相當重要的關係。從臨床醫學角度來看，生病的人想要早日康復，心情一定要好、思維一定要正面思考，才能在身口意中有充足的能量，帶動身體修復的契機，不能只有口中說著：「我要早日康復、我要早日康復……」，還要身口意合一才能事半功倍。

| 生命力與意志力 |

記得在攻讀博士處理臨床實驗時，找了兩組患者作對照組，一組是「很想活，可是生命力很弱的」；另一組是「不想活，可是生命力卻很強的。」

我製作了一張名片大小的精美卡片，誠懇的送給這兩組人，並且懇切的請他們配合：每天念幾回合卡片裡的字。我知道對有些生病中的人而言，做這件事是有困難的；有人對我說：「我都快死了還念這個，我對我的生命一點都不想要了，還要配合你？」也有人告訴我：「楊醫師啊！您現在給我錢，或者請我的愛人回到我身邊比較實際些……」。

　　但我並沒有放棄我的信念。我運用患者對「活下去」仍懷抱一絲渴望的心理，好說歹說的說唱逗笑懇請大家配合，不管經歷幾次挫敗，都用堅定的意志力來鼓勵進行。一個月後總算有人願意配合，但也冷冷的說了一句：「反正我也沒損失！」

| 拍穴位唱出生命的喜悅 |

我放下矜持，用最親切隨和的態度和患者互動。

「伯伯，今天我有空，唱一首歌給您聽好嗎？」

> 春有百花秋有月，夏有涼風冬有雪；
> 若無閒事掛心頭，便是人間好時節。
>
> （以〈黃梅調〉曲調歌唱）

　　這是無門慧開禪師寫的四句偈，針對做人處世、安身立命做了很好的注解。春天百花盛開，秋季月光皎潔；春夏秋冬四季分明的更迭，就如同人一期一會生老病死的過程一樣。在現實生活裡，若能把酸甜苦辣、稱譏毀譽、利樂苦衰的日子都放下不掛心上，那就能享有人間最好的時節了。心境的轉化是一個重要的關鍵，所以生命要學會放下一切的不好，滿足當下現實的一切，讓「山不轉路轉，路不轉人轉，人不轉心轉」，廣結世間一切善緣，那就更能夠身心自在了。

　　我一邊唱著歌，一邊教患者如何鬆經絡、拍穴位。我們要拍的是手掌的穴位，我們的手掌手陰面有：太陰肺經、手厥陰心包經、手少陰心經；手陽面有：手陽明大腸經、手少陽三焦經、手太陽小腸經。

首先，用右手拍左手，展開左手臂陰面，從肱二頭肌、手肘、腕關節、腕，用右手由上向下邊唱邊輕拍，拍四下；接著，翻過手臂陽面、到手臂、肘上，一樣拍四下。一邊哼著熟悉的曲風，一邊順著手上六條經絡輕拍著……每一句四下用右手拍左手陰面到陽面，再以左手拍右手陰面到陽面，一面四個八拍，雙手來回可以拍三趟，三趟為1回合，一天可以做3到5回合。

我印象最深的是，本來從不正眼瞧我一眼的人，開始慢慢用眼尾瞄著瞄著；我十分陶醉的自說自唱，最後自己也泛著感動的淚光；有一半以上的人，可以跟著手舞足蹈的融入，再次來探望時，第一組中有2/3的人告訴我：「那晚特別好睡……」。但無奈的是，那生命力意志薄弱的人，病情依舊不見起色，有時更冷言冷語的自嘲、嘲人。在身心靈無法調和時，人人若能轉迷成悟，自覺再覺人，除了身心可以獲得一些疼痛的解脫，從古德法語中的智慧有獲得許多的平靜啊！

經絡通　想不健康都難

一直以來，中醫認為，經絡暢通可以決定人體的健康，一旦經絡出現堵塞，人體就會出現諸多疾病。因此，想要身心皆健康，保持經絡暢通是非常重要的保養工程。

經絡是甚麼

經絡學說，主要在研究人體經絡系統的循行分布及生理功能。人體內部種種病理變化、氣血津液的運行、臟腑器官、皮肉、肢節的功能，以及它們之間相互的影響，都必須通過經絡的運輸、傳導和聯絡

調節才得以實現，使人體構成一個有機的整體。

十二經脈的命名涵蓋了手足與臟腑，一陰一陽的經絡，其實是一條相連的經絡，因此刺激膽經，肝經就會有反應；刺激肝經，膽經也會有反應，中醫就稱之為「互為表裡」經。更明確的來敘述經絡，它就是人體上一個「內屬於腑臟，外絡於肢節」的聯絡通道，是人生命機體的網路系統，也是中醫學理論體系中的重要組成部分。

可以將經絡說成是身體最天然的一個大藥庫，要能將這珍貴的寶藏發揮到最大的功能，我們就須要瞭解十二經絡運行原理的起點與終點，雖然許多人都說十二經絡上面有三百多個穴位，太難記住了，但我們可以慢慢累積功力，無須每一個都牢記，我主張可從基礎入門、簡易操作，簡單穴位重複作，重視精簡明白、不需要學多。只要您願意跟著我一個穴一個穴的學習，健康歡喜就在您的掌握中。

| 經絡系統的組成 |

首先來瞭解經絡系統，分經脈、絡脈及其組成。

一、經脈：分為十二正經、奇經八脈、十二經別等三類，是經絡系統中的主幹線。

十二正經：包括手三陰經、手三陽經、足三陽經和足三陰經四組。

手三陰經：包括手太陰肺經行於前、手厥陰心包經行於中、手少陰心經行於後。

手三陽經：包括手陽明大腸經行於前、手少陽三焦經行於中、手太陽小腸經行於後。

足三陰經：包括足太陰脾經行於前、足厥陰肝經行於中、足少
　　　　　陰腎經行於後。

足三陽經：包括足陽明胃經行於前、足少陽膽經行於中、足太
　　　　　陽膀胱經行於後。

奇經八脈：是十二經脈之外的八條重要經脈，包括督脈、任
　　　　　脈、衝脈、帶脈、陰維脈、陽維脈、陰蹺脈、陽蹺
　　　　　脈。主要有統率、聯絡和調節十二經脈的作用。

十二經別：從十二經脈旁出的經脈，分別起於四肢，循行體
　　　　　腔、臟腑深部，上出於頸項淺部。 其中，陽經的
　　　　　經別從本經別出循行體內後，仍回行到本經；陰經
　　　　　的經別從本經別出循行體內後，卻與互為表裡的陽
　　　　　經相合。十二經別能加強十二經脈中，互為表裡兩
　　　　　經之間的重要連線。

二、絡脈：絡脈是經脈的分支，包括十五別絡、浮絡和孫絡。

經脈與絡脈是學習經絡一定要有的基礎概念，但不一定全都要
學，可以從十二經脈的循行，及與日常生活相關的保健需求入門，主
要目的要學操作、要能持續、要健康歡喜，讓預防保健作為最大前提
的快樂學習，凸顯了發展經絡穴位的功能，需要建立在療效基礎上。
在正常生理情況下，經絡有運行氣血、感應傳導的作用。所以在發生
病變時，經絡就可能成為傳遞病邪和反應病變的重要訊息，下個結論
來說：經絡通、氣血暢、臟腑調、百病除，是可預期性的效果。

神清氣爽的神奇功

　　每日15分，健康更加分。再來一套調理順氣法，不遲疑，開始進行吧！

　　1.首先我們從手部六條經絡起：加以可潤滑的產品或者精油，用右手推左手，由上手臂到手指陰面方向10下順推；再翻到手部上側陽面向手指方向10下順推，左手做完，換右手操做，可左右各做3～5趟。

　　2.頭部前後左右依序照著做：先向前微彎、向後仰、向右看、向左看，順序做來回1～3分鐘微微發熱是好的現象（儘量別一開始就將脖子左右旋轉）。

　　3.腿部六條經絡跟著一起做：運用雙手由大腿外側陽面，往膝蓋、小腿輕拍10下；再由大腿內側陰面，膝蓋、小腿輕拍10下，做1～3分鐘（有些刺痛是正常的現象）。

　　4.接著起身輕鬆原地踏步走：3～5分鐘

　　以上四個動作請持續來回作超過15分鐘以上，讓身體發熱或微汗出，都是養生保健最好的收穫。持續每天15分鐘，為身體打通經絡、放鬆肌肉、解除疲勞、排出毒素。完成每日15分，必有健康更加分的神奇功效！

身上的照相機
——眼睛

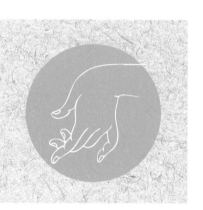

眼清目明　看盡天下美景

　　人們常說「眼睛是靈魂之窗」。眼睛是世上無價寶，一對眼睛，透過一個鏡頭，看盡所有世界，形同人體一部隨身超高畫質照相機，帶我們看遍山明水秀、人間亮麗。

　　視覺約占生理知覺的80％，它具有分辨物體形象的型態覺、辨識色彩的色感覺、測知明暗的光亮覺等。相機構造中的三種重要感覺，也是我們眼睛構造中最纖細的組織之一。

　　隨著科技時代的發展，人們天天長時間掛在電腦及各種3C系列商品上；加上悲傷淚流、外傷、不當燈光、跨國企業時差的日夜顛倒等等，人們經常過度使用眼睛而導致眼睛疲勞，造成視神經極大的負擔；再加上現代辦公大樓的全方位空調，造成眼部乾燥與細菌在空氣中不斷交叉感染，當然還有著個人衛生習慣不良所造成的問題等等。

　　現代人的眼睛問題，包括：間接或經常性的出現發熱、紅腫、血絲、乾燥、淚眼、疼痛、視力快速減弱、黑眼圈、眼泡浮腫、眼球刺痛、白內障、青光眼等，這些症狀不可小覷，因為再來就會慢慢出現

眼　晴　與　相　機	
眼睛的構造	相機的構造
眼瞼	鏡頭蓋、快門
角膜	鏡頭
虹膜、瞳孔	光圈
水晶體	對焦裝置
視網膜	底片

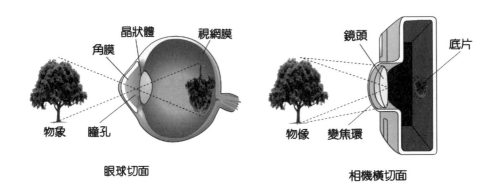

頭痛、肩頸痠痛、提早老化，甚至帶來全身各器官的病變。

更值得注意的是，近年來兒童、學生近視比率不斷攀升，近視、眼睛病變的年齡卻不斷下降；這是升學帶來的壓力？還是眼睛的使用不當？這已成為現代人普遍面臨且必須解決的重要課題。

隨著年齡的增長，人體也將逐步喪失身體的部分機能，眼睛的快速與提早退化已儼然成為很大的警訊。一旦因為忽略或不夠愛惜眼睛，就可能讓我們寸步難行。所幸現代醫療把長者視為關注的族群，若能稍加留意或即時就醫，都能將不必要的問題降到最低風險。

人體的氣血是不斷循環的，食物的營養和氧氣，藉由循環送到組織裡面，也把代謝後的廢物帶走，有出有入，汰舊換新，這是大家都明白的道理。但是在疾病發生的時候，病位的循環受到影響，代謝的廢物屯積，將使循環的阻滯更加嚴重，新鮮的氧氣與營養物質不易進去，組織得不到營養，也沒有足夠的能量進行自我修復，都讓疾病更加惡化。

肝臟的盛衰　身體會反應

《素問·五臟生成論》有云：「肝之合筋也，其榮爪也。」這句話的意思是說：肝主全身筋膜，與全身肢體運動有關，同時肝臟的盛衰，會反應在身體疲乏、視力衰弱及身體指甲上的變化上。許多實際個案和臨床經驗總結，一一驗證了中醫最經典的一句話「肝主筋，其華在爪，開竅於目。」

｜一、肝主筋｜

筋，即筋膜，是聯結關節、肌肉，以維持肢體伸、屈、展、旋等活動的功能。肝主筋，全身筋膜依賴肝血的濡養，因此，人體肢體的運動，雖然是筋的作用，但卻關係到肝血的盛衰，只有肝血充足時、肢體的筋膜得到充足的營養，才能維持人的正常活動；若肝血不足，血不養筋，筋失所養，便會出現手足緊繃，肢體僵硬，肌肉行動不良等症。

二、開竅於目

肝開竅於目，是指肝的精氣上通於目。五臟六腑的精氣，通過血脈的傳送，都上注於目。因此，目與五臟六腑都有內在聯繫，但主要的是肝經。所以肝的經絡可以上達於眼睛，眼睛之所以能發揮視覺能力，有賴於肝經氣血的濡養。肝的功能正常與否，常常表現在眼睛的各項的病變上，兩者的關係在中醫臨床醫學上是密不可分的。

三、其華在爪

爪說的就是指甲，爪甲的榮枯變化與肝血的盛衰亦有密切關係。肝血充盈，則指甲堅厚、顏色潤澤；倘若肝血虛虧，則指甲顏色枯萎，指甲出現線條、中間凹陷等的現象。

眼睛的病變　關鍵肝功能

肝的功能正常與否，常常表現在眼睛的病變上。眼睛內部如同科技網絡一般，結構錯綜複雜，只要功能健全，能帶你看盡千山萬水、飽覽天下美景。

此外，中醫認為肝腎同源，雖然肝開竅於目，保養時卻須同時注意調理肝、腎二經，點按其相關穴位，如太衝、行間、水泉、照海、光明、湧泉等穴，對於兩目昏花、通筋活絡、近視眼都有著很大的幫助。

提出幾種簡單的眼睛保健DIY，供讀者參考。

一、閉目養神必有奇效

每日抽出2～3次，每次至少5分鐘，閉目禪坐；或是在疲憊時段，千萬別勉強工作，特別是必須專注電腦工作或用腦思考者，短暫的閉上眼睛，稍加靜坐，不但可以養目，而且可以靜心。所謂：心靜則神安，神安則災病不生、福氣永存。在這種寧靜的狀態下，大腦排除了外界的物像干擾，處於腦部充血又充氧的氛圍裡，大腦細胞的潛能發揮最大的儲存功能，這可以大大提高大腦思維的深度與廣度，就是直接修復大腦細胞最簡易的方法。

二、按摩眼部常用穴

位在眼眶周圍有許多我特別愛的常用穴位，可以瞬間恢復視力的疲勞。臨床上我經常能大大體現出「1分鐘讓您神清目明」的特效穴：包括攢竹、睛明、魚腰、陽白、絲竹空、瞳子髎、承泣、四白、太衝穴（足）等。運用指腹或優質刮痧板按壓、刺激這些穴位，每個穴10秒，每日可以自行調理2到3次，即可達到保健與預防眼睛問題的最佳效果。我不喜歡塗抹油膩的潤滑油，但是在諸多微細血管分布的臉部及眼睛周圍，操作的時候可以選用較天然成分、加速循環代謝的乳液或潤滑油，塗了再加以按、推，效果更加倍，也避免不必要的皮膚疼痛與傷害。

三、茶飲調理

1.四季本草甘茶飲：刺五加、桑黃、明日葉、白鶴靈芝草，隨口味熱飲。

2.靈魂之窗茶飲：枸杞子4錢、白杭菊、桑葉各2錢。作法：將白杭菊、桑葉加水1000CC以大火滾後，轉小火續煮約15分鐘，去渣取汁，加入枸杞再悶5分鐘就可飲用。本茶飲有消除眼睛疲勞的功效，適合上班族、須長時使用電腦螢幕者，或平時保健用。

│四、大自然療法│

最好是每週都能抽點時間到郊外，遠望青山綠水，調整心情、放鬆身心，這是老天爺送給我們保養雙眼最佳的天然資源！

│五、按壓兩眼眼蒂│

兩眼目內眥（內眼角）與鼻梁之間有一個肉球，如綠豆般大小，叫做「眼蒂」，也有一個膀胱經的「睛明穴」在此，這是眼睛的免疫系統門戶。按揉「眼蒂」可保持眼睛明亮又健康，不會輕易發炎或罹患青光眼、白內障、結膜炎等症。

│六、人人都能駕輕就熟的穴位歌訣│

不分男女老少，常作護眼「眼清目明穴位」操，就能預防保健沒煩惱，每次15分，健康更加分。

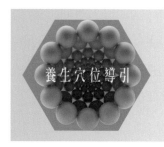

養生穴位導引

肝開竅於目，眼睛的能力與病變相關
於肝經氣血，養肝之外，眼睛保健不
可少。

| 「眼清目明穴位」操 |

按按攢竹去腫痛，壓壓睛明眼前通；
叩叩天沖免驚恐，敲敲百會有智慧。

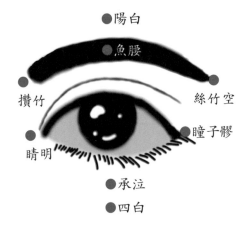

●陽白

●魚腰

●攢竹　　　　　　　　●絲竹空

●瞳子髎

●睛明

●承泣

●四白

上醫治未病　健康好 Easy

足 太 陽 膀 胱 經 —— 攢 竹 穴

【取　　穴】面部眉頭陷中，當眶上切跡處。

【功　　用】祛風、泄熱、明目，改善前額痛、肌緊張性頭痛、視力模糊、吹風流淚。

【進行方式】使用按、壓法，可用雙手指腹或優質刮痧板類的輔具，按壓雙眼，一次10秒之後，閉眼停10秒之後再按壓10秒再停10秒……，可連續進行15次即可。

（特別叮嚀：在諸多微細血管的臉部，可以選用天然成分，加速循環代謝的乳液或潤滑油，塗了再加以按、壓、推，較為安全又有保護皮膚功能。）

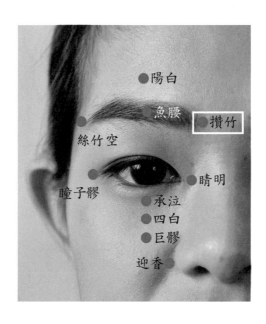

足太陽膀胱經 —— 晴明穴

（顧名思義，就是使眼睛保持明亮的重要穴位）

【取　　穴】雙目內眥（內眼角）稍上方凹陷處。

【功　　用】治療目赤腫痛、流淚、視物不明、目眩、近視、眼睛紅腫、近視、色盲、內眥癢痛等眼部疾病，風寒頭痛亦可。

【進行方式】雙手食指指腹或優質刮痧板類的輔具在左右兩側取穴，同時按壓3～5秒（不可重壓，可塗抹潤滑油後輕推再按壓），停3～5秒；可連續再進行15次即可。

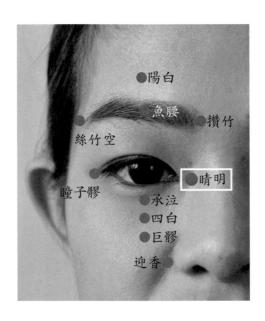

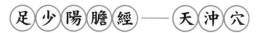

足少陽膽經——天沖穴

（頭部氣血的通路）

【取　　穴】人體的頭部，當耳根後緣直上，入髮際2寸，向後腦杓
　　　　　　0.5寸處。

【功　　用】可益氣補陽、抑制驚恐、緩解頭痛，臨床對於頭部與
　　　　　　眼睛有舒壓之功。

【進行方式】運用食、中、無名指的指腹叩穴位，或穴位向上10公
　　　　　　分處滑動，或使用優質刮痧板類的輔具，以梳頭的方
　　　　　　式向上梳，左右各1分鐘即可，力道不宜過重。

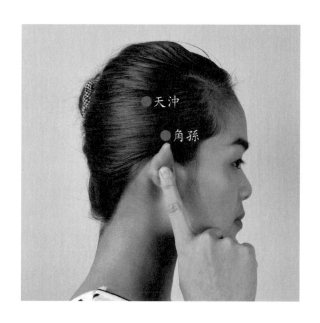

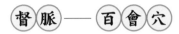

督脈──百會穴

（頭頂的百會穴是諸陽之會，既是長壽穴，也是養生保健
神奇穴）

【取　　穴】頭頂正中線前髮際後5寸處，約當兩耳尖直上頭頂中央
　　　　　　連線的交點處。

【功　　用】1.穴位在頭部，處理有關頭部疼痛的各項問題有奇效。
　　　　　　2.可安神、醒腦、開竅、明目、提升陽氣，改善頭重腳
　　　　　　　輕、老年癡呆、高血壓、低血壓、宿醉、失眠、焦慮
　　　　　　　等等。

【進行方式】以食、中、無名指腹，輕敲、按、壓法，每次10次，
　　　　　　反覆按壓30～50下即可。一個月後可繼續增加50下，
　　　　　　每日100下。

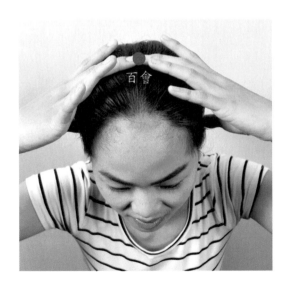

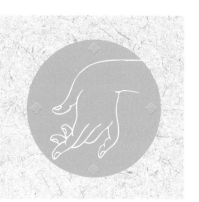

每日15分
免疫再提升

正氣足　抵百病

　　人體的抵抗力，就是免疫系統的防衛團隊。以達爾文物競天擇學說中所提出的「適者生存，不適者淘汰」來說明，人體的防禦系統非常齊全且聰明。人體一旦遭受到破壞，病毒與病菌就會侵入人體，此時抵抗力就變得相當脆弱，就算只有輕微感冒，都可能引起相當大的病變及連鎖效應；抵抗力變差了，人體免疫力就大大下降，而讓身體產生極大病變。

　　以中醫的論點來說：免疫力就像人體的正氣，只要正氣足，就能抵擋百病；反之，若缺乏正氣，就容易受到疾病干擾。《黃帝內經》云：「正氣存內，邪不可干」，正氣不僅來自臟腑氣血的調和，與先天的體質、後天的營養，人的內在思想、環境氣候、生活作息、情緒、睡眠、濫用藥物、暖化危機等，都有密切的關連。

　　免疫力是人體依靠自己力量來抵抗外來疾病的防禦機制，是人體中非常重要的生理功能。我發現只要情緒穩定、減少負面思維，飲食作息有節，就表明人的正氣足，也就是抵擋疾病發生的關鍵；反之，我在臨床上常看見缺乏正氣的人，凡事從負面出發，無法接受善知識

133

們良好的見解或互動，這也是現在臨床上發現最容易讓疾病報到的主要原因之一。

　　現代人因為忙碌，產生許多文明病，加上食物上的特殊偏好、吃宵夜、生活不正常又常熬夜、工作上與人事上的壓力過大、拚命趕系列的連續劇、缺乏持續性的運動與保健等等，這時人體的正氣虛了，病邪就趁虛而入，就是所謂的「邪之所湊，其氣必虛」。

正向能量讓疾病奇蹟式的恢復

　　說一個親身經驗。

　　篤信「分享是創造人生最大的價值」的我，向來以樂觀、正向、充滿陽光的態度面對一切人事物，內心總是抱持著「付出就能健康富有、落實就能心無掛礙」的思維，每日總是用滿滿的愛與積極努力付出、努力的工作。但我終究是個血肉之軀，吃的是五穀雜糧，凡人的喜怒哀樂，當然我也都會有。

　　某年十二月的清晨三點鐘，我突然感到全身發冷，冷到外套穿了、棉被蓋了，還是直打哆嗦，同時全身無力、視力模糊，有一種快斷氣的恐怖感，全身顫抖中，我卻很清楚的告訴自己：「死，我是不怕的；但是我還有好多事還沒作，我不能死……」

　　當下我決定馬上前往醫院，辛苦的把自己穿戴得非常端莊整齊，因為潛意識裡怕碰見熟人，讓他們看到我邋遢的樣子吧！

　　第一次自己摸黑上醫院求救的我，在急診病房中，配合醫護人員作了許多項的檢測。昏沉中的我，只聽見醫療團隊說著：「如果不住院，可能會有生命危險！」

　　我沒有被嚇到，但氣息已十分微弱。朦朧之中，只聽見床被移動的咚咚咚聲響，於是就在意識模糊中半夢半醒著：「我到底怎麼了？是太過勞累了？是心病了？是極度的壓力與憂鬱？是生悶氣了？還是看見世間不滿、不平的事太多而難過著……」我想，答案以上皆是。

　　人在潛意識中，會運用攻擊自己身體器官的方式，來消化自己的情緒。無論多麼勇敢的人，在行動與思想上都可能強迫克制自己；他們外在給人的觀感雖處於正常，其實有些都是以掩飾的方式強行壓抑罷了。但我經常強調的：身體絕對不會說謊，出現狀況時，就是承受不了的一種警報。於是我放下一切牽絆，安心的住院，給自己一個好好休養的契機，讓已經過勞而發出抗議的身體，有修復的機會。

　　很多人看到為人治病的醫師也生病了，常會發出疑問說：「醫師也會生病！？」我說：「凡人都會生病。如果不按牌理出牌、如果不順應天理、如果一直日夜顛倒、如果一直思緒不斷、如果一直忍辱沒有宣洩出口……不要說是醫師，任何人都可能出現危機的！」

　　一個人的免疫系統，除了與年紀有關之外，其實和身體的日常生活起居更相關。如果能作息正常、適當保養或運動、保持身心愉悅，就是增強免疫力的好方法。哈哈！說來簡單，但做起來還真是難！可是，重點來了，倘若沒有了健康的身體，應該「什麼都是假的」吧！

　　中醫倡導：「未病先防、既病防變、病要防復」，作為醫者，天天在倡導這個理論，我堅決的告訴自己：「就算心中擁有滿腔的熱忱、及一份永無休止的愛，但再多的工作行程，我也要少煩、少惱，保持正常的規律生活，倘若出現不舒適時，千萬別拖延，因為身體是不會說謊的！」

多一分保健少一分疾病

健康是一種身心平衡的狀態。免疫力是否有下降，自己應該最清楚，提出幾項內容讓大家相互留意，倘若症狀持續不退，請儘速前往就醫求助看診，別讓小病變大病才是上策。

| 身體的求救訊號 |

注意身體發出的訊息，通常這就是身心罹患疾病、過勞，或者已呈現了「亞健康」狀態，須進行健康管理了。提供以下幾點作簡單檢視：

1.是不是常覺得頭暈，容易疲倦。

2.身體變得虛弱，睡醒了，卻提不了神。

3.喉嚨不舒服，好像感冒了。

4.之前身強體壯，現在卻動不動就發燒、感冒。

5.常感冒，形成惡性循環，甚至引發嚴重疾病。

6.心煩氣躁、動不動就出現無名火，不易入眠。

7.只要一點點的壓力，就出現腸胃、頭痛的問題。

8.臉色常常變蒼白，有氣無力。

9.皮膚經常出現過敏或蕁麻疹。

10.嘴唇破皮，皮膚變得乾燥無光澤。

| 身心的安頓 |

我每天特別歡喜的做一件事，以曾子的「吾日三省吾身：為人謀而不忠乎？與朋友交而不信乎？傳不習乎？」檢視自己。

1.替人謀劃事情，是否忠誠的竭盡所能？

2.與朋友交往，是否有違背信用的地方？

3.持續精進與傳授知識道業上，我是否盡心盡力了呢？

每天如此反省自己三次，若時間不足，則在睡前省思。

在生命課題中，身與心，人與我，從來相關，而佛法對生命、生活的淨化與提升，是經過千百年驗證，透過法門，更容易身心得有安頓，身心的安然自在也是提升免疫系統的特效藥。倘若我們了解，從過去到現在，自己必然不經意的說錯了什麼話？傷了什麼人？做錯了什麼事？我們就該用一份虔誠恭敬的心來懺悔，每日讀誦過一遍乃至數遍〈懺悔偈〉——「往昔所作諸惡業，皆由無始貪瞋癡，從身語意之所生，我今一切皆懺悔。」相信我，長久下來解冤釋結，必能種出好因緣，也結出善果。

生活裡，由內到外的保健都是必要的，能恆常讓身心保持安康，以下方法提供參考：

1.適當良好的生活習慣與飲食。

2.喝酒不喝多，常喝養生保健茶。

3.天天抽空讓雙腳走路做運動。

4.經絡多調理，保您氣血多暢通。

5.身邊人事努力珍惜、多加互動。

6.每天10分鐘開懷大笑，作作白日夢。

7.每晚懺悔反省做功課，再來睡個好覺，相信明天一定會更好！

善用宇宙大自然送我們的好道具

提升免疫力的方法，眾所皆知的方式是持之以恆的適度運動、散

步、練功、打拳、泡澡、泡腳、喝溫水、晒太陽、開懷大笑、聽音樂、看山看水、信仰力量、經絡保健等，這些都是讓我們身體保持健康水準的良方，讓免疫系統處於最佳狀態，不容易讓細菌囤積與造成傷害。

《黃帝內經・靈樞・本藏篇》：「經脈者，所以行血氣，而營陰陽、濡筋骨、利關節者也。」所以呵護身體的重要關鍵之一，就是奧妙的人體經絡養生，它將帶領我們走在健康的道路上，是一項簡易又安全的保健之鑰！

美國邁阿密大學撫觸研究協會發現，按摩可使身體放鬆，減少分泌壓力荷爾蒙，每天接受45分鐘按摩，一個月後免疫細胞就明顯增加。中醫經絡學中則認為，經絡是運行全身氣血、聯繫臟腑肢節、溝通上下內外、調節體內各部位的通路，通過經絡系統的聯繫，使人體成為一個有機的整體。

對準了十二經絡穴位，加以按壓推敲拍等各項調理，激發人體全身筋、脈、肉、皮、骨的正常運作，除了可疏通經絡、暢通氣血、調理陰陽外，還能有效增強人體的新陳代謝，提高免疫及抗病能力，進而達到減輕疾病的發生與疼痛率。

中醫穴位調理保健實在是博大精深，我們的傳家至理名言就是「徒手就能濟世救人，小動作創造大健康」的保健原則。但最重要的，還是必須堅守「持續」的態度，千萬不能想到才操作，或者痛了才想到要做，如此才能達到一定的健康成效。

從小到大，父親每日耳提面命的對我們說：「穴位保健是所有醫藥中，最寶貴、最不傷身的特效藥，是中醫學裡對人類最大的貢獻。」多年來我們秉持父教，且更加精進鑽研及努力服務中，呈現中醫經絡重要的助人精髓。

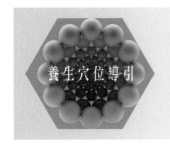

養生穴位導引

中醫經絡穴位調理可大大提高免疫力，建議每天進行穴位保健，可以將以下八個穴位一個區域至少做到15分鐘以上，提升免疫系統。

足 少 陽 膽 經 ── 風 池 穴

【取　　穴】耳後頭枕骨下緣，頸後大筋之間，髮際內凹陷處。

【功　　用】1.行血疏經通絡，鎮靜神經作用，繼而達到止痛效果，並可醒腦開竅。

2.風為百病之長，所以風池治療一切風病。

3.是治療風邪的特效穴道，是治頸項強的必用穴。

4.預防中風、頭痛、頭暈、腰背痠痛、眼睛疲勞、感冒、失眠。

【進行方式】以雙手大拇指穴位壓3秒、放3秒，持續10次之後，請擺動雙臂活動一下，持續操作3～5分鐘。

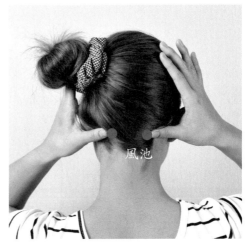

風池

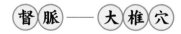 督脈 —— 大椎穴

（治療頸椎病、頭部疾病的首選要穴）

【取　　穴】項背正中線第七頸椎棘突下凹陷中。低頭時，項後正
中隆起最高且隨俯仰轉側而活動者，為第七頸椎棘
突。

【功　　用】1.醒腦寧神、退熱補虛、去除內熱，最佳退熱鎮靜穴。

2.升陽益氣、養生保健、延年益壽等。

3.大椎是人體陽經匯集之處，又稱為柱骨之會。健康情
況下可抵禦外邪、振奮陽氣。

【進行方式】1.塗抹潤滑油以四個手指腹左右來回推10下，之後在大
椎上輕拍10下。

2.以上兩種動作請持續做1～3分鐘即可

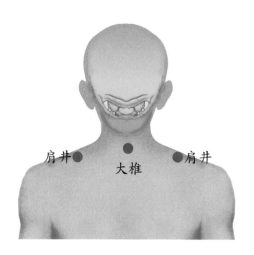

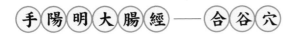 手陽明大腸經 —— 合谷穴

（回陽救急九針之一。此穴為強健體魄保健要穴）

【取　　穴】手背第1～2掌骨間，第2掌骨橈側的中點處。

【功　　用】1.疏散風邪、和胃通腸。

　　　　　　2.頭痛、牙痛，疏通氣血，散風邪的功能，有謂「面口合谷收」，有關頭面部的問題，都會先找合谷穴處理。

【進行方式】1.塗抹了潤滑油之後，找到合谷穴以另一手拇指指腹，一按一放10次。

　　　　　　2.再由合谷穴處，以另一手指指腹向虎口末梢處輕推10次。

　　　　　　3.以上兩種動作請持續做1～3分鐘即可。

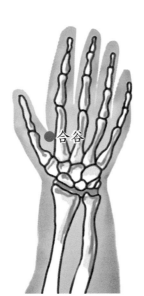

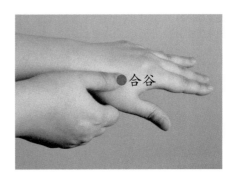

手太陽小腸經 ── 後谿穴

【取　　穴】手掌尺側，小指本節，第5掌指關節，後方赤白
　　　　　肉際處。握拳時，有一明顯橫紋處。

【功　　用】1.開竅醒神、清熱舒筋、通督脈、瀉心火。

　　　　　2.有舒經利竅、舒緩頸腰痛、保護視力、緩解疲
　　　　　勞、寧神之功。

【進行方式】1.將雙手握拳掌心向上，雙手後谿穴低於心臟處
　　　　　對敲30下。

　　　　　2.將掌心向下低於心臟處，運用腕關節力量，平
　　　　　甩30下。兩個動作1～3分鐘或手心發熱即可停
　　　　　止。

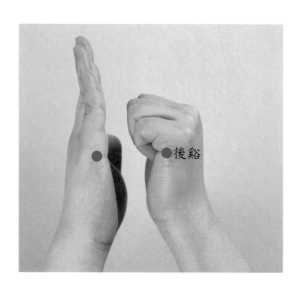

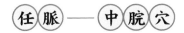

任脈 —— 中脘穴

【取　　穴】位於上腹部，前正中線上，胸骨下端和肚臍連接
　　　　　　線中點（當臍中上4寸）。

【功　　用】1.健脾和胃、消食滯、幫助消化、補中安神。

　　　　　　2.疏肝養胃、去眼袋、美容養顏、延緩衰老。

　　　　　　3.胃痛、腹痛、腹脹、反胃、慢性胃炎等可逐
　　　　　　　漸改善。

【進行方式】1.塗抹了潤滑油之後，從穴位兩旁上下放鬆腹部
　　　　　　　肌肉，30～50下。

　　　　　　2.由淺到深層按壓中脘穴10次。

　　　　　　3.再於中脘穴上下5公分，由上到下疏通肌肉1
　　　　　　　分鐘。

　　　　　　4.以上三個動作來回操作3次即可。

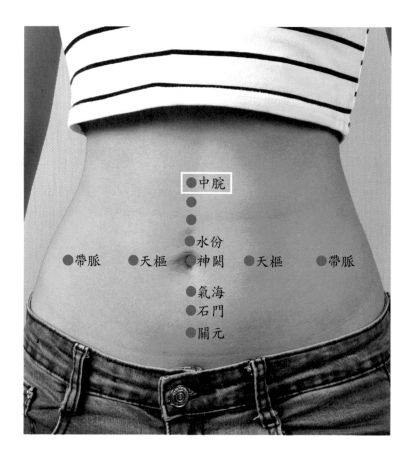

督脈 ── 命門穴

（每日輕敲命門穴，免疫系統大提升）

【取　　穴】穴位於腰部，當後正中線上，第二腰椎棘突下凹陷中（即第二腰椎與第三腰椎棘突之間；或與前面肚臍相對之處）。

【功　　用】1.舒緩前列腺炎、平衡和恢復性功能。

　　　　　　2.改善腰痛、驚恐、五勞七傷、四肢疲乏、月經不調。

【進行方式】1.稍稍向前彎腰，輕敲命門穴30～50下。

　　　　　　2.也可運用塗抹了潤滑油之後，橫向方式輕推1～3分鐘，微熱佳。

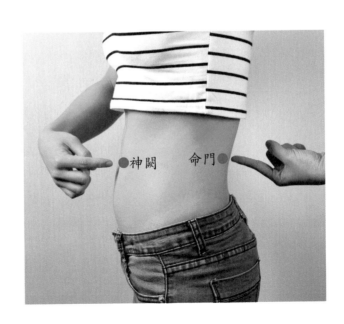

●神闕　　命門●

足陽明胃經──足三里穴

（養生長壽之要穴，有言道：「三里常不
乾，可享受遐齡。」）

【取　　穴】小腿前外側，外膝眼（犢鼻），膝蓋下方3寸（四
指橫寬）凹陷處。《素問・針解》：「所謂三里
者，下膝三寸也。」

【功　　用】1.足三里是一個能防治多種疾病、強身健體的重要
穴位。

2.抗衰老的有效穴位，常按該穴，可抗衰老、延年
益壽。

3.可調節機體免疫力、增強抗病能力、調理脾胃，
促進消化系統功能、加快毒素排出、提高身體免
疫力、通經活絡、扶正祛邪之功。

4.腸胃保健穴特效穴「足三里」。胃處在肚腹的上
部，胃脹、胃脘疼痛的時候就要「理上」，按足
三里力度往上方刺激；腹部正中出現不適，就需
要「理中」，只要往內按；小腹在肚腹的下部，
小腹上的病痛，按住足三里時往下方用力，這是
「理下」。

【進行方式】 1.輕敲30下，可以單側輕敲也可雙側同時輕敲。

2.塗抹潤滑油，在足三里穴上下10公分處，向下推法處理。（每個人因小腿常處於緊繃狀態，所以用潤滑油先讓肌肉軟堅散結很重要！）

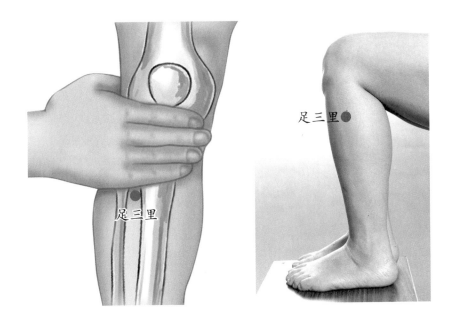

足三里

足三里

特 殊 區 域 —— 胸 部

【取　　穴】重點是任脈及兩旁區域，任脈從天突、璿璣、華
　　　　　　蓋、紫宮、玉堂、膻中到中庭，上至下輕敲，再佐
　　　　　　以潤滑油上下滑動；倘若有肌肉疼痛處，必須給予
　　　　　　適當的力度加強（切記速度不可太快）。

【功　　用】兩側的胸部處即有胸肌、胸骨，更有乳腺管，還有
　　　　　　一些腋下淋巴結。這樣可以刺激胸腺，而胸腺又是
　　　　　　淋巴器官，具有內分泌功能，在適當調理下，不僅
　　　　　　幫助呼吸順暢，在預防乳房病變尤其是乳癌的防範
　　　　　　上，亦有很大的幫助。

【進行方式】塗抹了潤滑油之後，從天突穴推到鳩尾穴讓胸骨與
　　　　　　胸肌放鬆；兩邊胸部以手掌包覆狀，順時鐘方向，
　　　　　　兩邊各循環20圈。無論男女老少，最好每天利用盥
　　　　　　洗後就好好做一回，有助寬胸理氣、少煩少瘀、呼
　　　　　　吸順暢。
　　　　　　所謂「日日有操作，癌症繞道走」，這個也是預防
　　　　　　乳癌發生一項很重要的調理，讓我們一起走在健康
　　　　　　的道路上！

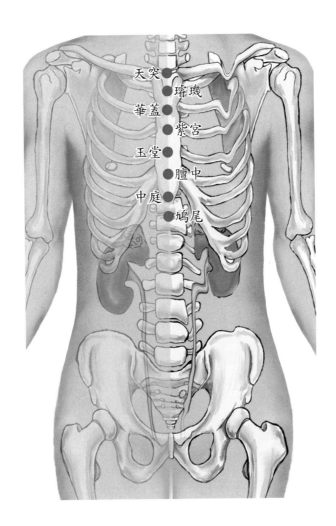

天突
璿璣
華蓋
紫宮
玉堂
膻中
中庭
鳩尾

胃不和則臥不安

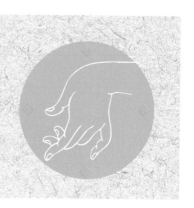

腸無渣，面如花　胃腸好，人不老

您可知道，為甚麼十個人中，就有九個有腸胃不舒適的問題嗎？您及您的家人有腸胃道消化不良的現象嗎？例如腹脹、腹痛、食欲不振、腸胃蠕動不良、便祕、腹瀉……。

我們一起來思考：如果吃過的碗筷需要天天洗，那麼，比我們身長多六倍多的腸子，到底有沒有通暢？有沒有乾淨？我們如何與它共存？又如何去保健它的呢？

中國十大名醫之一的東晉葛洪曾說：「若要不死，腸中無屎；若要長青，腸要常清」。事實上現代患腸胃疾病的人愈來愈多，無論大人或小孩，都很難倖免。我走過世界幾大洲，看過各國可以在開放架上自由購買的保健品，居然是腸胃的藥品居多！

除了天生或遺傳的脾胃不良之人，那些常在外面吃飯的人、三餐不正常的、暴飲暴食的人，都是腸胃病的可能患者。台語有句諺語：「么過飢、飽沖脾」，過飽過饑等問題，都是累積腸胃疾病的因素。所謂：「顧好脾胃氣血足，會讓身體百病除。」又云：「胃腸好，人

不老。」所以在這裡我要來說明脾胃關係，認識脾胃的基礎保健。

脾與胃互為表裡

講到胃，就與脾臟有相連關係。脾與胃在五行屬土，位居中焦，以膜相連。脾與胃互相聯絡，構成臟腑表裡配合關係。脾為臟屬陰，胃為腑屬陽；臟為裡，腑為表，一臟一腑，一表一裡，一陰一陽，相互配合，體現了陰陽、表裡相輸相應、相互依存的關係。

脾和胃在生理上相互聯繫，是身體上的「氣血生化之源」，脾又為後天之本，在飲食的受納、消化、吸收和輸布的生理過程中，起了主要作用。脾與胃之間的關係，具體表現在納與運、升與降、燥與濕幾方面。

我們人吃的食物經過「胃」的消化吸收，成為用以生化氣血的「水穀營養」，再透過「脾」來運化，輸布至身體需要的地方，相輔相成就像「肝與膽」一樣，如同一對好兄弟，彼此維持著生命之間的動力，所以「養胃」跟「健脾」做得好，與人的長壽、健康，有著密不可分的特殊關係，想要養好胃一定要顧好脾。

中醫講「脾胃」：脾主升清，胃主降濁，是指整個消化系統，以及所屬的經絡，其中包括了脾主運化、脾主肌肉、脾統血、口唇、四肢、意志等，而不單單指著解剖學上的脾臟和胃。

脾主升清

升，是上升和輸布的意思，所以又說「脾氣主升」。清，是指飲食中水穀精微等營養物質。升清是指脾負責將水穀精微等營養物質的

吸收和上輸至心、肺、頭、目,再經過心主血脈、肺主氣,朝百脈、通調水道等作用,將營養分布於全身。

| 脾主運化 |

「運化」有運輸及轉化的意思,是指脾能夠消化飲食。食物被胃及小腸吸收後,其中的精微物質和水液,再轉輸至心肺的功能。如脾胃運化失常,會出現肌肉無力、面部及肌膚偏黃無光澤,免疫系統功能下降。除了主宰消化、吸收、排泄等生理功能之外,更是製造免疫細胞,抵禦外來病原、細菌的第一道防線。

| 脾主肌肉、四肢 |

從中醫的角度說明脾與肌肉的關係,就要講到脾若無法運化、統血,就容易出現肌肉萎、痿、癱。在《素問集注·五臟生成篇》提到「脾主運化水穀之精,以生養肌肉,故主肉。」這說明脾胃功能旺盛,則全身氣血營養充足,自然人體肌肉壯實。

《諸病源候論·五臟六腑病諸侯》:「脾氣不足,則四肢不用、後泄、食不化、嘔逆、腹脹腸鳴,是為脾氣之虛也。」肌肉及四肢之所以能活動,係依靠來自飲食所順利消化的陽氣所化,經過脾的轉輸使陽氣達於四肢。脾氣在正常運轉的情況下,全身得到充分的營養供應,四肢活動就有力;若脾氣虛弱,便會出現肌肉瘦弱及四肢無力。

| 脾開竅於口 |

《素問·金匱真言論》:「開竅於口,藏精於脾。」《靈樞·脈度篇》又說:「脾氣通於口,脾和則口能知五穀矣。」說明脾臟的精

氣通於口，脾氣功能正常，則舌能辨味。脾若有病會影響口味，若有甜味是脾為濕困，若脾虛絕則口中淡而無味，若生口瘡則是脾胃有熱。

　　古人說：「十個胃病九個寒。」脾胃喜歡暖暖的食物，過於寒涼或太過燥熱的食物，都會讓喜燥惡濕的脾感到極不舒適，所以應忌食冰品、生冷食物，即使在酷熱的夏季，都要小心「病從口入」，避免造成脾胃的負擔與傷害。倘若脾胃受到危害，這時升降運化失調，囤積的髒汙垢無法代謝出來，經過一段不自知的日子，排不順、吃不下，身體的警訊將會一一出現。

　　《筆花醫鏡·脾部》：「脾屬土，中央黃色，後天之本也。下受命門之火，以蒸化穀食，上輸穀食之液，以灌溉臟腑，故人體存活之原，獨脾土之功為最大。」中醫認為黃色食物最養脾，能調節新陳代謝，保護脾胃健康，維持脾胃的功能。依五味五色而定，天然食物中自然的甘味，也有益脾健胃之功效。紅蘿蔔、木瓜、山藥、地瓜、黃豆、香蕉、南瓜、小米、柳橙等等，都與脾胃相合。

　　│憂思傷脾│

　　中醫認為思慮過度，容易影響身體正常的生理活動，導致氣滯和氣結，影響脾的運作。思慮過度、脾氣鬱結、運化失常，會出現精神與情緒不穩定，產生腹脹、便溏等症。所以說消化不良的原因，多半和平常生活的壓力有很大的關係。在《星雲說偈》中有提到與腸胃及情志相關的一首詩偈：「老病死生誰替得？酸甜苦辣自承擔，一劑養神平胃散，兩重和氣瀉肝腸。」身心的健康須自己來，完全無法假他人之手，擁有正確的養生之道，時時保持好心情是最重要不過的。

預防是治療的導師

因為工作忙碌，我經常周遊各國，日夜顛倒，飲食不正常，脾胃因此常常提出抗議。後來我每當吃飯時，就儘量放慢速度、放鬆心情，用心體驗佛教中「食存五觀」的飲食修持。

佛門把用餐的地方命名為「五觀堂」（齋堂），意即吃飯時，應做「五種觀想」：

1.計功多少，量彼來處：吃飯時，須知我今日粒米進口，這是經過農夫辛苦種植，商人販賣，工人處理，家人燒煮，才能填飽我的肚皮，所以一粒米的功德，豈是金錢所能衡量？所謂「佛觀一粒米，大如須彌山」，懂得「一粥一飯，當思來處不易」，就能以感恩心受食，進而激發一份激勵的心。

2.忖己德行，全缺應供：吃飯時再想，自己的道德、貢獻，足以享受這餐美食嗎？在寺院齋堂看見的對聯：「五觀若明金易化，三心未了水難消」，如此一想，慚愧心油然生起，自然更能心生進德。

3.防心離過，貪等為宗：我們到齋堂吃飯叫「過堂」，這個用詞很有意思，意即吃飯只是經過齋堂一下，如同「百花叢裡過，片葉不沾身」，不可起任何貪瞋念頭。在齋堂裡，面對好吃的東西，容易起貪心；不好吃的，則容易生起瞋念，所以必須慎防心中那份取捨執著的過失。

4.正事良藥，為療形枯：三餐飲食是為了預防疾病，無須貪求執著，三餐是為求飽腹，讓身體健康，因此不在意於美味上了。

5.為成道故，方受此食：每日三餐，只是為了維持健康的身體，以便可以修行，成就未來的事業、理念，甚至成道開悟，因此才藉助

三餐。進食三餐，既是為成道業，因此應該發道心，要精進奮發，方堪受食。

運用這種觀想，既能調身又調心，堪稱是無上的自我修行，養生的另一種境界。民以食為天，如果沒了飲食，人就無法生存，因此我們吃飯應帶著感恩的心，帶著隨緣的念頭，又能讓身體健康，實在是一項重要的概念。尤其當我們在佛門靜靜地與大眾一起用餐時，更能當下觀照自己的身心，那就是一份滋養身心的飲食，也是很好的一種保健良方了。

顧好脾胃氣血足

《景岳全書》中說：「土氣為萬物之源，胃氣為養生之王，胃強則強，胃弱則弱，有胃則生，無胃則死，是以養生家必當以脾胃為先。」通過調理脾胃，能夠提高人的抗病能力，對整體狀態進行調整，可以防止衰老。

｜胃安則眠寧｜

我有一位在大學教書的好友，她先天擁有喜樂的個性，但因為長年在美國生活，晚睡晚起、不吃早餐，每天吃宵夜成為常態。又因為美國的餐廳一進門一定有一杯冰水，所以她長年喝冰水，幾年下來，身體有很大的變化。

一開始她常告訴我：「我是不是老了？或者進入更年期了？總覺得胸悶腹脹，情緒越發惡劣，晚上睡不好。」我一詢問之下，知道她和家人不住一起，又常熬夜看電視，所以上午常常精神不濟，學生亦

成了她的受氣包！

　　長期以來她的生活都是這種情況，我告訴她，畢竟我們是東方體質，只是她長年的不良飲食習慣，導致脾胃失和而引起失眠。後來我發現，像我朋友這樣脾胃受損的人，還真的是非常多……。

　　我記得父親在看診時，特別是家長帶來夜裡哭鬧不安的小孩們，他總是利用最為強項的小兒推拿術，耐心的為小孩或嬰兒調理脾胃，揉揉腸道。經常聽見父親跟家長們說：小孩脾胃尚未穩定成熟，脹氣、消化不良，夜裡哭鬧是經常有的現象，從小對孩童就要習慣揉腹，這是無法用任何藥物來取代的特別功效。

｜腸胃奇穴堪稱萬用藥｜

　　《黃帝內經》有云：「胃者，六腑之海，其氣亦不行。陽明逆，不得從其道，故不得臥也。」所以說一個人的脾胃不和，晚上怎麼能睡好覺呢？其實只要我們將脾胃調理好了，使脾胃的運化正常，想獲得優質的睡眠，真的不是白日夢。但首要之務，必須改掉各項飲食不當的壞習慣、減少冰品，調整自我工作壓力與緊繃情緒，建立適當的人我互動關係，這時透過腸胃奇穴保健，才能有「用穴如用藥」的神奇功效。

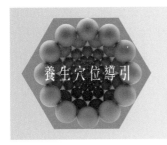

| 腸胃奇穴歌訣 |

承泣四白齊用效果好，氣血不順眼部解疲勞
神門內關追加百會穴，中脘天樞內庭養脾胃
起身動動雙腳三里穴，豐隆化痰減肥有奇效

足陽明胃經 —— 承泣穴

【取　　穴】位於瞳孔直下0.7吋，眼球和下眼眶的邊緣之間。

【功　　用】近視、流淚、口眼歪斜、夜盲、迎風流淚、老花眼、
白內障等，均可改善。

【進行方式】由近鼻處向外使用推、按、壓法，於穴位處塗抹潤滑
劑，各30下即可。

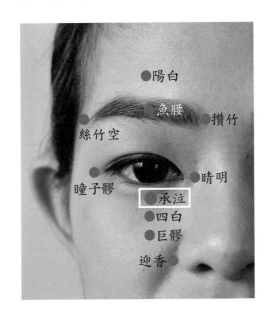

足 陽 明 胃 經 —— 四 白 穴

【取　　穴】瞳孔直下，當眶下孔凹陷處。

【功　　用】能提高眼睛機能，對於近視、色盲等眼部疾病有療效。

【進行方式】由近鼻處向外使用推、按、壓法，於穴位處塗抹潤滑劑，各30下即可。

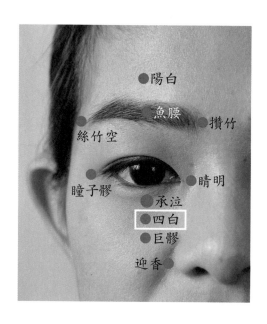

●陽白

魚腰　　●攢竹

絲竹空

●瞳子髎　　　　●睛明

●承泣

四白

●巨髎

●迎香

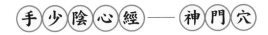

手少陰心經 —— 神門穴

【取　　穴】腕部腕掌横紋上，尺側腕屈肌腱橈側凹陷處，當
　　　　　　豌豆骨後方。

【功　　用】1.對治失眠、神經衰弱、抑鬱憂鬱、精神分裂。
　　　　　　2.可安靜神志、開竅益智。臨床上非常喜歡用於
　　　　　　治療失眠。

【進行方式】使用按、壓法，於穴位處塗抹潤滑劑，各30下即
　　　　　　可。

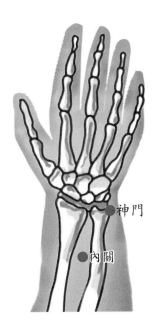

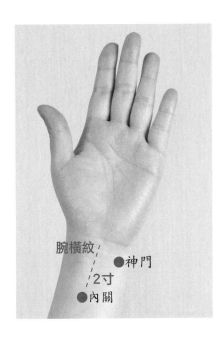

手厥陰心包經——內關穴

（每日勤按壓，心臟能舒壓）

【取　　穴】掌面向上手平伸，從腕橫紋正中往手肘方向2寸，
　　　　　　約三橫指，在掌長肌腱與橈側腕屈肌腱之間。

【功　　用】1.可以疏通經絡處理心包經及前臂諸疾。

　　　　　　2.可以治心、胸、胃部疾病。

　　　　　　3.舒緩胸悶心悸、心胸鬱悶、發熱。

【進行方式】使用上下推、按、壓法，於穴位處塗抹潤滑劑，
　　　　　　左右各30下即可。

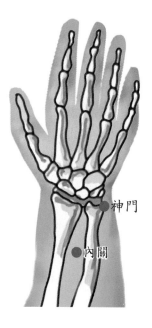

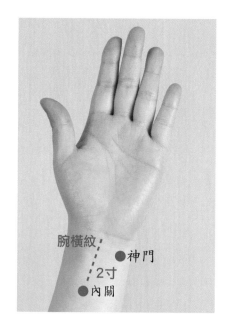

督脈 —— 百會穴

（頭頂的百會穴是諸陽之會，既是長壽穴，也是養生保健
神奇穴）

【取　　穴】頭頂正中線前髮際後5寸處，當兩耳尖直上頭頂中央連
　　　　　　線的交點處。

【功　　用】1.穴位在頭部，處理有關頭部疼痛的各項問題有奇功。

　　　　　　2.有助安神、醒腦、開竅、明目、提升陽氣；預防頭重
　　　　　　　腳輕、老年癡呆、高血壓、低血壓、宿醉、失眠、焦
　　　　　　　慮等等。

【進行方式】以食、中、無名指腹，輕敲、按、壓法，每一方法各
　　　　　　10秒，反覆操作3～5次即可。一個月後可繼續增加每
　　　　　　日5～10次。

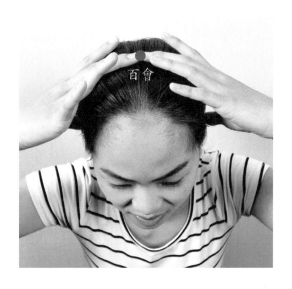

百會

任 脈 —— 中 脘 穴

（八會穴之一、腑會中脘）

【取　　穴】位於上腹部，前正中線上，胸骨下端和肚臍連
　　　　　　接線中點（當臍中上4寸）

【功　　用】1.健脾和胃、消食滯、幫助消化、補中安神。

　　　　　　2.具疏肝養胃、去眼袋、美容養顏、延緩衰老
　　　　　　　等作用。

　　　　　　3.改善胃痛、腹痛、腹脹、反胃、慢性胃炎
　　　　　　　等。

　　　　　　4.疏肝養胃的特效穴。

【進行方式】使用先按、壓、再推法，於穴位處塗抹潤滑
　　　　　　劑，可用手指或優質的刮痧棒，上下10公分處
　　　　　　操作1～3分鐘即可。

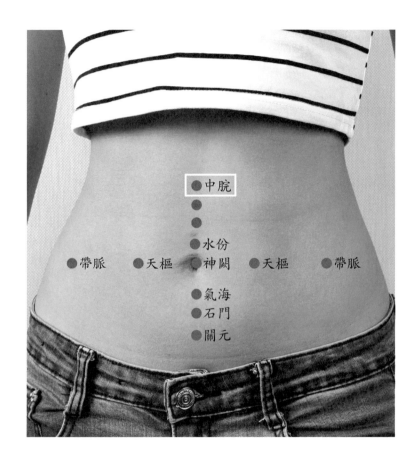

● 中脘

● 水份

●帶脈　　●天樞　　神闕　　●天樞　　　●帶脈

●氣海
●石門
●關元

足 陽 明 胃 經 ── 天 樞 穴

（胃部保健特效穴）

【取　　穴】位於人體中腹部，肚臍向左右旁開2寸
　　　　　　約三指處。

【功　　用】1.治療腹痛、腹脹、便秘、腹瀉、消
　　　　　　　化不良、痢疾等胃腸病。

　　　　　　2.調理月經不調、痛經等婦科疾患。

　　　　　　3.是腹部疼痛、平日保健之要穴

【進行方式】使用按、推、壓法，於穴位處塗抹潤
　　　　　　滑劑，各30下即可。

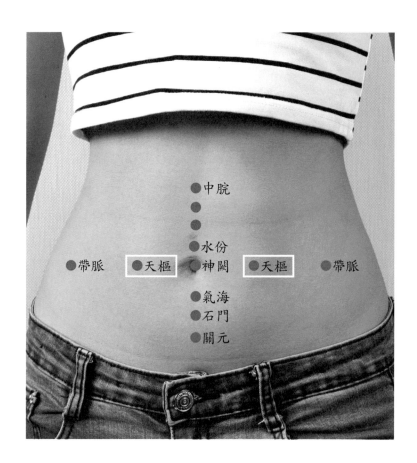

中脘
水份
帶脈　天樞　神闕　天樞　帶脈
氣海
石門
關元

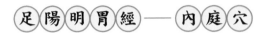

足陽明胃經 —— 內庭穴

【取　　穴】在足背第2～3趾間，腳叉縫的凹陷處。

【功　　用】清胃熱、化積滯、清熱消腫之功，改善三叉神經痛、
　　　　　　急慢性腸炎。

【進行方式】使用向末梢腳趾方向推、按、壓法，於穴位處塗抹潤
　　　　　　滑劑，各30下即可。

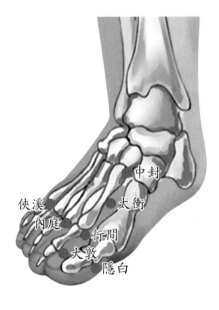

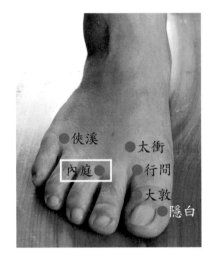

足陽明胃經——足三里穴

（養生長壽之要穴：「三里常不乾，可享受遐齡」）

【取　　穴】小腿前外側，外膝眼（犢鼻），膝蓋下方3寸（四指橫寬）凹陷處。《素問‧針解》：「所謂三里者，下膝三寸也。」

【功　　用】1.足三里是一個能防治多種疾病、強身健體的重要穴位，也是抗衰老的有效穴位，常按該穴，可抗衰老、延年益壽。

2.可調節機體免疫力、增強抵抗力、調理脾胃促進消化系統功能、加快毒素排出、提高身體免疫力、通經活絡、扶正祛邪之功。

3.也是腸胃保健特效穴。胃處在肚腹的上部，胃脹、胃脘疼痛的時候就要「理上」，按足三里力度往上方刺激；腹部正中出現不適，就需要「理中」，只用往內按；小腹在肚腹的下部，小腹上的病痛，按住足三里時往下方用力，這是「理下」。

【進行方式】1.輕敲30下，可以單側輕敲，也可雙側同時輕敲。

2.塗抹了潤滑油之後，在足三里穴上下10公分處
以推法處理，30趟左右即可。

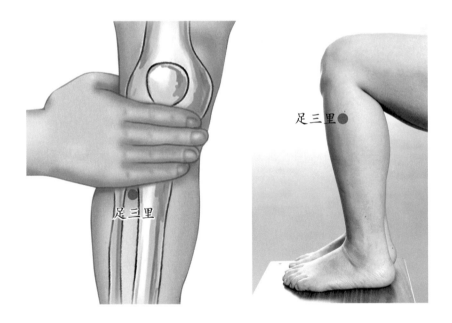

足三里

足三里

足陽明胃經 —— 豐隆穴

（化痰有奇功）

【取　　穴】該穴位於人體的小腿前外側，當外踝尖上8寸，條口穴外，距脛骨前緣二橫指。

【功　　用】治療頭痛、眩暈、痰多咳嗽、嘔吐、便祕、下肢痿痹。

【進行方式】使用推、按、壓、敲、拍法1~3分鐘可。治療以上的每一個穴位，我們可以採取「五運平衡法」推、按、壓、敲、拍方式進行，每天堅持調理每個穴位1～3分鐘，方可使身體輕鬆又自在。

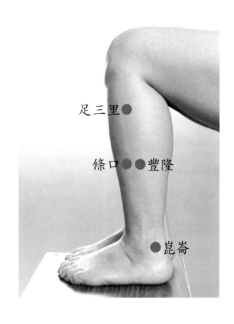

足三里●

條口●●豐隆

●崑崙

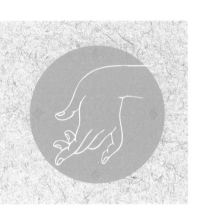

疏肝又理氣
大眾不憂鬱

百病之首怒傷肝

在這充滿壓力和必須跟時間賽跑的現代社會，愈來愈多人覺得自己只是口乾口苦、腹脹、看腸胃科時好時壞的，好像沒什麼大毛病，沒多久再去檢查，竟然已是肝癌末期，藥石罔效了；也有愈來愈多熬夜的人，開始感覺眼睛怪怪的，腸胃也不行了，安排去看了眼科、腸胃科，卻一直無法獲得改善……其實是肝出問題了。

近年「過勞死」的新聞經常出現在媒體報導中，但真的只是過勞而爆肝了嗎？

「夜貓族」是現代許多人的生活模式，這個嚴重的文明病，是加速身體不健康，進而造成五臟六腑極大傷害的原因之一！

也因為，現代人普遍受到環境壓力，乃至許多人想不開、悟不透、放不下，時時心中燃著無名火，暴怒會傷肝，生悶氣當然也會傷害肝臟的。對此，中醫特別提出了百病之首：「怒傷肝」。

好的環境與心境就像陽光與水分，具有維持全身氣機舒暢的作用；如果肝的疏泄功能不好，全身的氣機都阻塞住了，此時易產生身

心俱疲、渾身不舒暢、情緒抑鬱寡歡、腸胃消化、排泄出現問題，嚴重影響身心。

臥則血歸於肝

中醫認為人體的血液儲藏庫是肝臟，所謂「人臥血則歸肝」，所以晚上11點至凌晨3點的睡眠非常重要，因為此時肝膽正在進行一天當中最重要的毒素清除。

中醫敘述的「肝」與西醫的「肝」，兩者定義上大不同。對西醫來說，肝臟（Liver）是人體裡的一個重要消化器官，它位於右邊腹部最上方肋骨裡，像是一座功能強大的化學工廠，具有解毒、代謝、製造醇素、蛋白質、荷爾蒙、免疫與造血之功能，同時也負責膽汁的製造與排泄，具有調節循環血液的功能。

中醫講的「肝」，則是人體五臟（肝、心、脾、肺、腎）之一。中醫談論的「肝」涵蓋著概念，而非只談一個臟器，範圍包括到人的精神情志活動等，就《靈樞・本神》提到：「肝藏血，血舍魂。」《素問・五臟生成篇》云：「故人　血歸於肝，肝受血而能視，足受血而能步，掌受血而能握，指受血而能攝。」

《黃帝內經・素問》中提到：「肝者，將軍之官，謀慮出焉」，肝會設法隔離任何對人體有害的外來物質，防衛其他臟腑不受傷害；簡言之，肝不僅是像能夠運籌帷幄的人，還可以指揮打仗，如果我們肝氣旺又足的話，反應、行動就能很敏捷。所以肝是保衛人體的大將軍。

此外，在經絡學中亦提到，人體可以依據時間的循行來達到肝臟

的修復，讓全身的肢體、器官得到養分，所以在每天晚上11點至凌晨3點，氣血經絡循行到肝臟，肝膽氣最旺時，正好把一天累積的毒素清除，所以人體此時一定要好好進入休眠的狀態，使肝膽的功能真正發揮。因為「臥則血歸於肝」，因此不應在這段時間熬夜，以便讓養肝、護肝能發揮到最大的功效。

中醫認為「肝」主要主疏通、升發、宣泄等綜合生理功能。肝臟若保養得當，肝藏血，主疏泄，就像樹木繁密的枝葉一樣暢行無阻。古人以木氣的「沖」和「條達之象」，來比喻肝的疏泄功能，所以在宇宙中將肝歸屬於五行中的「木」。

肝主疏泄

肝主疏泄這句話的意思是：肝能調節全身的生理功能，通過疏泄來調節人的情志、促進消化吸收、維持氣血運行、平衡水液代謝、調節性與生殖等；透過疏泄全身氣、血、津液的作用，以確保其運行暢達。肝的疏泄作用可表現在以下三方面：

一、調暢氣機

氣機指氣的升降、出入之運行，肝能疏通並調節全身各臟腑組織的氣機以維持平衡。肝功能正常，人體就表現出精神愉悅、思維靈敏；倘若疏泄功能不佳，則出現抑鬱寡歡、多愁善慮、沉悶欲哭、易怒痛經、胸肋脹滿等；而疏泄太過，則煩躁易怒、頭暈脹痛、失眠多夢等。

二、促進脾胃消化功能

透過肝的疏泄功能，還能促進及調和脾的消化功能。以前有一則電視廣告說：「肝和胃有連帶關係」，中醫常說「肝脾不和」，肝失疏泄的話，將會影響脾胃升降和膽汁排泄，出現消化功能異常，通常最容易出現胃脹、腹瀉、噯氣、疲倦、欲嘔、食慾不振等現象，中醫稱為「肝胃不和」或「肝脾不調」。

三、調暢情志

中醫講情志的和合，故大怒則傷肝。人的情緒健康與否，有賴氣血的通調，藉著肝的疏泄，氣機保持流暢，自然就能心開意解；若肝失疏泄，肝氣鬱結，便可能會出現情緒波動的現象，如抑鬱及憤怒等。所以說中醫的養肝之道一直推崇：心平氣和、睡眠充足、清淡飲食、閉目養神。

肝主筋，其華在爪

中醫講肝主筋、腎主骨，筋的活動與肝有著密切關係。在體合筋，其華在爪。肝主筋，筋的活動有賴於肝血的滋養。肝血不足，筋失濡養導致容易抽筋，肢體麻木、屈伸不利。「爪」包括指甲和趾甲，有「爪為筋之餘」之說。肝血充足，則指甲紅潤、堅韌、富有光澤；肝血不足，則爪甲枯槁、軟薄、凹陷、變形、蒼白、營養不良、出現白點、線條等。

| 肝主藏血 |

　　肝主升、主動，喜條達而惡抑鬱，故稱為「剛臟」。負責貯藏血液及調節血量的作用。若失濡養，容易出現肝氣鬱結、急躁易怒、眩暈、焦慮，女性月經失調等等。所以養生宜注意情志舒暢，才能氣機通達。

| 肝開竅於目 |

　　《素問・金匱真言論》：「開竅於目，藏精於肝。」《靈樞・脈度篇》又指出：「肝氣通於目，肝和則目能辨五色矣」。說明肝臟的精氣通於目竅，視力的強弱和肝是有直接關係的。肝的作用之一是視力的保護神，所以肝與目的關係非常密切。

　　如果肝血充足，則眼神醒目，視物清晰。若肝血不足，則出現視物模糊、夜盲、兩目昏花。若肝經風熱，則目赤癢痛；若肝火上炎，則見目赤生翳；肝陽上亢，則頭目眩暈；肝陰虧損，則兩目乾澀、視力減退。總而言之，但凡目疾，中醫喜調足厥陰肝經，謂之治病求本。

肝 的 日 常 濡 養

　　避免損傷肝臟，可多食綠色蔬果，儘量避免油、炸、辣、太過於重口味的食物，飲食以清淡為宜，能避菸酒是良方，以減輕肝臟的負擔。也可以攝取含維他命C、D或維生素B群的食物，活化身體的免疫機制，增強身體的抵抗力。

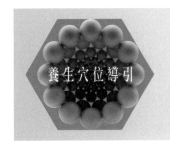

養生穴位導引

有效護肝則可以運用中醫經絡穴位調理，不僅簡單易學，且具有養生功效。

以下以父親〈守田陰陽平衡穴位〉歌訣介紹護肝穴位保健：

| 守田陰陽平衡穴位保健法 |

太衝行間順大敦
湧泉原地踏步走
期門中脘肝俞轉
陽陵泉走足三里

足厥陰肝經 —— 太衝穴

足厥陰之原穴，因現代人壓力大，乃至許多想不開、悟不透、放不下而造成的無名火。中醫特別提出了百病之首「怒傷肝」。

【取　　穴】在腳背、足背、第一蹠骨間隙的後方凹陷處。

【功　　用】1.化解焦慮、肝火旺盛，平肝息風、清肝明目。

　　　　　　2.太衝穴為治療肝臟病症的重要穴位。

　　　　　　3.耳穴中的神門穴與肝點（耳穴模型紅色圈點處，上為神門，下為肝點）可一起使用，改善情況會更加分。

【進行方式】使用按、推、壓法皆可，運用食指或優質刮痧板，塗抹潤滑油，從太衝穴直下至行間穴、再到大敦穴處，時間約3～5分鐘即可。三穴可以一起做。

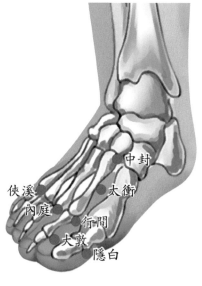
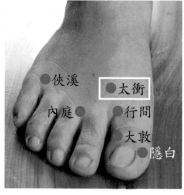
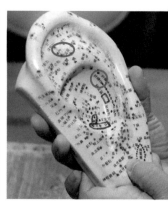

足少陰腎經 —— 湧泉穴

【取　　穴】足底前部凹陷處第2、3趾趾縫紋頭端與足跟連線
　　　　　　的前1/3處，當腳掌彎曲腳趾時，足底前部出現的
　　　　　　凹陷處。

【功　　用】活躍腎經內氣、固本培元、延年益壽、散熱生
　　　　　　氣、能使腎精充足、耳聰目明、發育正常、精力
　　　　　　充沛、性功能強盛、腰膝壯實不軟、行走有力
　　　　　　等。

【進行方式】使用敲、拍、按、壓法1～3分鐘，最好的方式以
　　　　　　踏步取代，安全又便利。

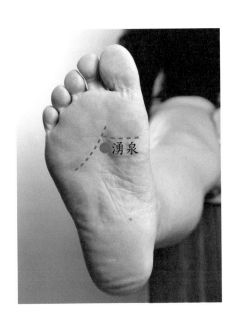

足厥陰肝經 —— 期門穴

【取　　穴】當乳頭直下，位於第6肋間隙凹陷處，距前正中線
　　　　　　4寸處。

【功　　用】肝氣鬱滯在脅肋，此穴可疏肝、解鬱，改善胸
　　　　　　悶、情緒鬱悶。

【進行方式】塗抹潤滑油使用敲、拍、推、壓法，左右兩側每
　　　　　　回1～3鐘即可。

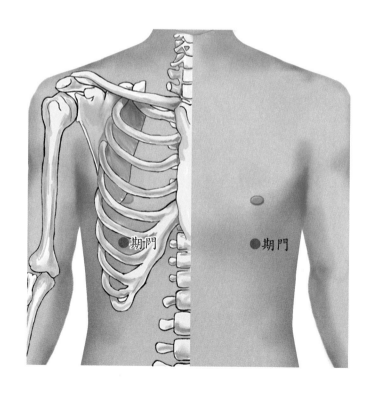

●期門

●期門

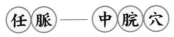

（八會穴之一、腑會中脘）

【取　　穴】位於上腹部，前正中線上，胸骨下端和
　　　　　　肚臍連接線中點（當臍中上4寸處）。

【功　　用】1.健脾和胃、消食滯、幫助消化、補中安
　　　　　　　神。

　　　　　　2.疏肝養胃、去眼袋、美容養顏、延緩
　　　　　　　衰老。

　　　　　　3.胃痛、腹痛、腹脹、反胃、慢性胃炎
　　　　　　　等有緩解效果。

　　　　　　4.疏肝養胃的特效穴。

【進行方式】先按、壓，再使用推法，於穴位處塗抹
　　　　　　潤滑劑，可用手指或優質的刮痧棒，上
　　　　　　下10公分處操作1～3分鐘即可。

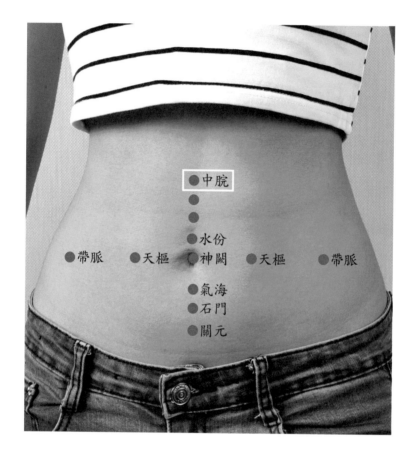

●中脘

●

●

●水份

●帶脈　　●天樞　　●神闕　　●天樞　　●帶脈

●氣海

●石門

●關元

足太陽膀胱經 —— 肝俞穴

【取　　穴】位於第9胸椎棘突下，督脈旁開1.5寸處取穴。

【功　　用】1.疏肝利脅、清熱除濕、養血明目。

　　　　　　2.天天輕拍刺激此穴位具有特殊的養肝功效。

　　　　　　3.改善肋間神經痛、神經衰弱、月經不調、預防肝硬化。

【進行方式】採用俯臥姿勢，請人協助塗抹潤滑油使用敲、拍、推法，左右每回1～3分鐘（微熱佳）。

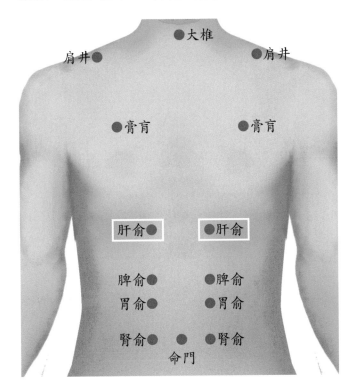

足少陽膽經 —— 陽陵泉穴

（八會穴之一，筋會陽陵泉）

【取　　穴】位於膝窩前方小腿外側腓骨小頭近端凹陷處。

【功　　用】1.有疏肝利膽、清利濕熱、改善平時胸悶，脅下痛等。

　　　　　　2.可改善全身筋的功能，對抽筋、筋骨僵硬、痠痛有
　　　　　　　效。

　　　　　　3.聯合國世界衛生組織WHO認定可調理慣性便祕。

【進行方式】可運用優質的刮痧棒、塗抹潤滑油，使用敲、拍、
　　　　　　按、壓法每回左右1～3鐘即可。

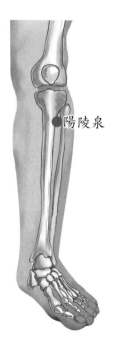

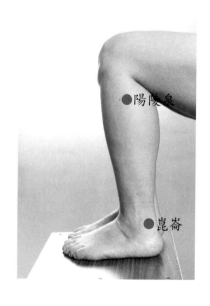

足陽明胃經 ── 足三里穴

（是養生長壽之要穴，所謂「三里常不
乾，可享受遐齡」）

【取　　穴】小腿前外側，外膝眼（犢鼻），膝蓋下方3寸（四
指橫寬）凹陷處。

【功　　用】1.足三里是一個能防治多種疾病、強身健體的重要
穴位，亦是抗衰老的有效穴位，常按該穴，可抗
衰老延年益壽，亦可調節機體免疫力、增強抵抗
力、調理脾胃，促進消化系統功能、加快毒素排
出、提高身體免疫力、具通經活絡、扶正祛邪之
功。

2.此穴亦是腸胃保健穴特效穴。胃處在肚腹的上
部，胃脹、胃脘疼痛的時候就要「理上」，按足
三里力度往上方刺激；腹部正中出現不適，就需
要「理中」，只用往內按；小腹在肚腹的下部，
小腹的病痛，按住足三里時往下方用力，這是
「理下」。

【進行方式】 1.輕敲30下，可以單側輕敲也可雙側同時輕敲。

2.塗抹潤滑油之後，在足三里穴上下10公分處以推
法或優質刮痧棒處理，30趟左右即可。

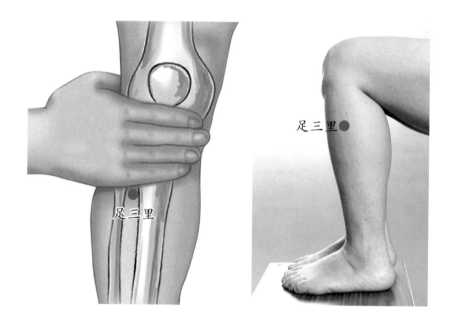

足三里

足三里

十個頸肩九個僵

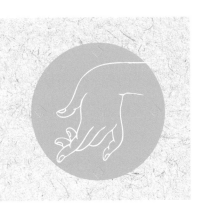

現代生活最大的隱形殺手

在繁忙的社會中，人類的文明病、環境的汙染層出不窮，造成身體的疲勞、情緒的變化，慢慢增加了生活適應上的困難，這是不容忽視的小病變大病的前兆。

在醫療的實務上，我常聽見患者說：「醫師啊！我沒撞到、沒扭到，為什麼我常常頸肩疼痛，也經常出現睡醒脖子就落枕呢？」說實在的，這樣的說法是無法成立的。

許多人往往忽略長時間的疲勞累積、慣性不變的動作、緊張、壓力、過度思考及情緒不穩、現代科技3C產品帶來的症候群等，容易造成我們的頸肩肌肉緊繃、痠痛，甚至產生筋結、條索般的凸起、腫脹等狀況，往往是造成問題的主要因素。

人體頸椎由七節椎體構成，生理上是稍微前曲的，而人的頭部重量約為人體體重的1/10，是身體比較靈活的部位；但由於長時間的不當姿勢及過度的勞損，造成頸椎生理彎曲的消失，骨骼、局部的氣血循環不順暢，導致附著在骨骼上的肌肉、筋腱、神經、血管、骨頭位

置和形狀都有所改變，也讓頸部區域瘀血堆積，造成頸肩方面的疼痛疾病。

以下四點，用來檢視自己，會發現很多造成頸肩不適的因素，是我們日常應當要注意的：

1.姿勢與勞損：低頭族或長期伏案工作者、家庭主婦、生活中過勞者、坐沙發姿勢不良、熬夜並坐在床上看電視或經常使用3C產品者。

2.內在因素：長期因情緒所引起的緊張、壓力或恐驚；特別是家庭屬於拘謹、嚴格生活模式的人。

3.外在因素：受到一年四季氣候影響，尤其是外感風寒而不自知者；產生頸肩部痠痛、僵硬、肌肉勞損；以及長時間受外在冷空氣（空調）的影響，會使肩頸部的肌肉持續緊繃，造成痠痛等狀況。

4.外傷因素：車禍、運動、外傷所造成的肩頸部肌肉拉傷，也會形成局部的氣滯血瘀。

以上種種因固定的姿勢與動作帶來的肩頸痠痛，從十幾歲的學生開始，頸肩部疼痛發病率將隨年齡增長而更趨嚴重，同時也不斷增加我們頸項肩背部的壓力。長時間的累積，將造成我們不自知的肌肉收縮、血管阻塞、乳酸物質囤積，使肌肉血管無法得到順暢的代謝，如此持續的惡性循環，身體慢慢的出現痠、痛、抽、脹、麻等不舒適感，這時全身的肌肉收縮及代謝功能變差，五臟六腑都可能產生不同的症狀。所以讓肌肉得到舒緩、血液得到正常的循環，是我最想呼籲與倡導的觀念。

雖然許多人都會說：「都是職業傷害惹的禍！」在我看來，職業確實是有一定的殺傷力；但當身體一有通知訊號，如失眠、脖頸僵

硬、頭部不適、容易落枕、頭痛、想吐、眼睛疲勞等出現時，如果能懂得適當的保健，還是可以預防與治療的。

我有一位患者，長時間的偏頭痛，漸漸的由一週痛幾次，到天天都痛，不僅嚴重影響作息、情緒及睡眠，據說還會感受到生不如死的苦境。經過仔細檢查，我發現他自以為只是長時間打電腦、休息過後就會改善的手痛，事實上右手臂已無法舉高，只要一動就引發劇烈的疼痛。其實偏頭痛、手臂無法舉高，都是頸肩問題引起的症狀，換句話說頸肩疼痛所影響的範圍太廣了，還真不能輕忽呢！

頸肩堵塞會出現的症狀

所有的症狀都是因為毒素堆積在頸肩後，壓迫到血管，造成全身的血液無法正常輸送到頭面部，通常會引起：失眠、頭暈、頭部脹痛、視力模糊、呼吸困難、聽力下降、大腦供氧不足、疲勞、打哈欠、睡眠品質不良、嗜睡、睡醒還是累、記憶力衰退、手臂麻木、皮膚暗沉、面部發黃、斑點不退、皮膚衰老、背部疼痛、消化不良等。

造成頸肩痠痛這個文明病的因素非常多，一般人只注重出現的「果」，總是會問：怎麼會這樣？其實「百病求其因」，記得我父親經常告誡我們：「成了佛的菩薩各個都畏因，大眾卻是只畏果」。菩薩們都能未雨綢繆的注重因，而我們都是在看見了、遇見了結果，才開始擔心受怕。

經絡調理頸肩痠痛有妙方

調理頸肩疼痛方法簡單易學，須從良好的生活方式及態度做起，也配合經絡穴位調理，必能感受到身體的轉變。以下方法大人小孩皆適用：

1.放慢腳步：比如沉浸在心靈音樂聲中，每日至少15分鐘靜坐養身心，雖無法立竿見影，卻是化瘀解鬱的重要保健良方。

2.正常作息不熬夜：因為進入深層的睡眠可以幫助我們放鬆全身肌肉，並且能加速代謝我們一天工作的勞累。

3.身體的保暖：洗頭後一定要吹乾頭髮，避免濕冷進入身體；冷氣、電扇不能直接向身體方向吹，因為持續的冷空氣會讓肌肉、血管收縮，在風寒侵襲中，會導致肌肉更加緊繃。

3.找出肩頸不適的原因：別再將頸肩病變怪罪枕頭，或者迷信要選擇特定的枕頭；正確的說法，當一個人的機體、肌肉循環失調或出現症狀時，怎麼睡怎麼不舒適；找出真正的原因所在，才是真正的解決之道。

4.良好姿勢不可欠缺：正確的坐姿及適當的螢幕距離、桌椅高度，能有效減少肩頸肌肉的緊繃，這是最容易被忽略，也是最容易產生疾病的原因之一。

5.掌握「不通則痛」的重要原則：如熱敷頸項和肩部，會使局部組織升溫，起消除疲勞、改善頸肩疼痛的功效。又如練練太極拳、八段錦等適當運動，可讓血液循環更加暢通。

6.穴位保健：運用穴位原理刺激機體、鬆弛肌肉、增加局部循環、調節全身氣血流動，達到「通則不痛」的養生關鍵。

養生保健在生活的每個細節中！

　　嚴格說來，頸肩病也有許多是因為情志（怒喜憂思悲恐驚等情緒）所帶來的無名疾病。我們人生是一半一半的世界，一切真的要追求中道。有些事情我們想去爭，卻常常爭到頭破血流而傷痕累累……。此時我們需要的是心靈上的昇華，或者沉澱後再出發，若能遇善知識給予智慧與經驗提攜，從中更能豁然明白，減少情志給我們帶來的傷害。

　　古代高僧大德早就勉勵我們，給我們許多不必吃藥的心靈妙方，如：「面上無瞋是供養，口中無瞋是妙香；心上無瞋無價寶，不斷不滅是真常」。

　　佛教將人的瞋恨心比喻為火，所謂「火燒功德林」，瞋恨的火能燒盡平時所做的好事與功德；瞋恨也像刀劍一般，能傷害我們的法身慧命。瞋恨心一升起，除了容易生病之外，所有的不順都會出現來阻礙我們。所以我們可以運用世界上最珍貴的微笑和善舉，與人結緣、給人信心、給人歡喜、給人希望、給人方便，讓我們的人生更加豁達與光明。

　　倘若頸肩椎病的癥狀在調理經絡之後仍不覺改善，請即刻前往醫院做詳細檢查，不宜耽擱。

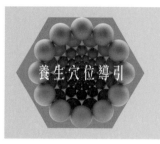

穴位調理有奇效,「每天15分,健康更加分!」一定要持續,切莫中斷,才能有效協助身心疲憊的臭皮囊,真正達到氣血正常運行的功能。

| 頸肩穴位養生保健操 |

對就是對就是對對對→向下放鬆、口中吐氣

天就是天就是天天天→向上動頸、口中發哈音

順就是順就是順順順→左右淋巴、口中發呼音

心就是心就是心心心→前後擺臂、口中吐氣

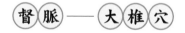

（先喚醒脊椎的指揮官）

【取　　穴】項背正中線第七頸椎棘突下凹陷中。低頭時,項後正中隆起最高且隨俯仰轉側而活動者,為第七頸椎棘突。

【功　　用】每日敲拍大椎穴能清腦寧神、預防感冒、肩背部疼痛、頭痛、咳嗽。是養生保健、延年益壽特效穴。

【進行方式】以食指、中指、無名指,平行橫向方式,距離大椎左右約5公分的距離,擦過潤滑劑或精油左右20下,再適度的輕拍10下,可來回操作3次。

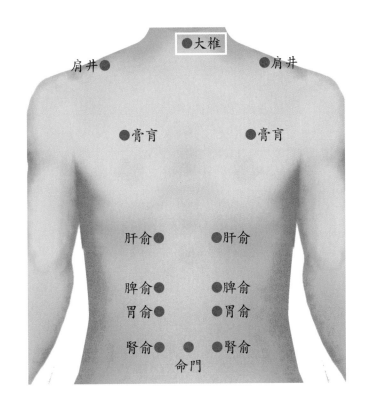

足少陽膽經 —— 肩井穴

【取　　穴】位於肩上，在大椎與肩峰端連線的中點上（肩部最高處）。

【功　　用】祛風、清熱、活絡消腫、消除眼睛疲勞、耳鳴，對治高血壓、落枕等。紓解頸肩不適，改善長期累積的氣血不順。

【進行方式】用右手四指併攏，輕拍左肩肩井穴10下，再換左手輕拍左肩10下，左右來回3趟，拍過之後塗抹適當的潤滑油，可加重力度，以按壓的方式進行。

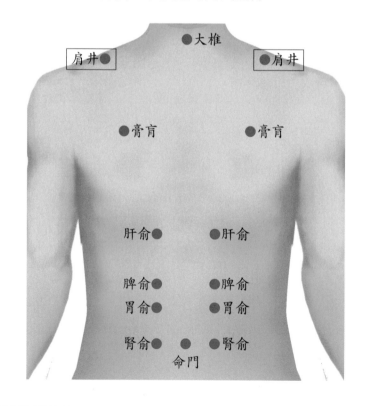

足少陽膽經 ── 完骨穴

【取　　穴】耳後高骨，即顳骨乳突。穴在其後下方凹陷中。

【功　　用】袪風、清熱、寧神，改善失眠、頭痛、頸項強
　　　　　　痛、咽喉腫痛等。

【進行方式】以輔具或手指，從完骨穴進入髮際處，定點壓穴
　　　　　　位、再由穴位髮際處向上順推，進行3～5分鐘即
　　　　　　可。（注意：進入髮際、頭皮內請勿重推，避免
　　　　　　破皮！）

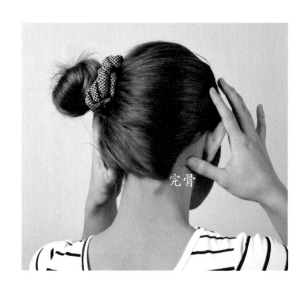
完骨

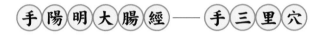

手陽明大腸經 ── 手三里穴

【取　　穴】手肘彎曲，位於前臂肌肉隆起處（肘橫紋
　　　　　　下2寸處），按壓時有疼痛感。

【功　　用】紓解肌肉、神經緊蹦、手臂疼痛，有助肩
　　　　　　背氣血循環。

【進行方式】用潤滑油順著手肘往手指末梢推，先進行
　　　　　　肌肉放鬆推的動作，再用右手食指指腹，
　　　　　　力度可由輕（表皮）、中（肌肉）、重
　　　　　　（筋骨）按壓左手手三里穴，再換右手按
　　　　　　左手。按一下約5秒，放鬆5秒後再按，可
　　　　　　連續做20～30次。

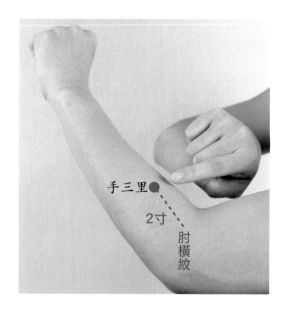

手三里

2寸

肘橫紋

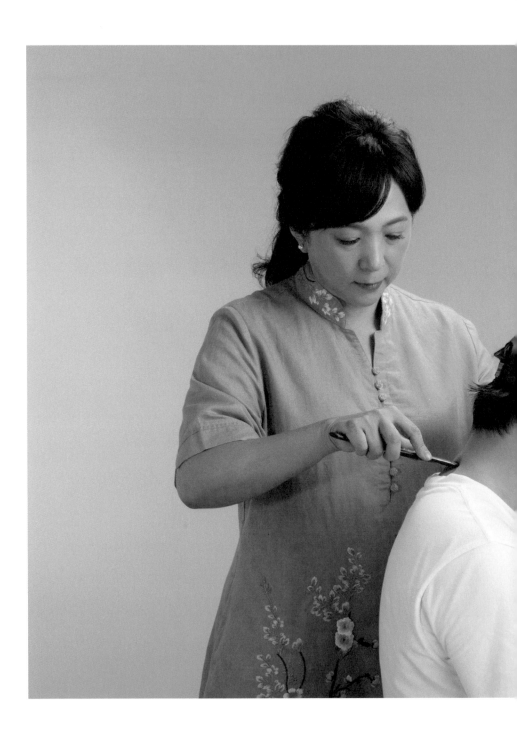

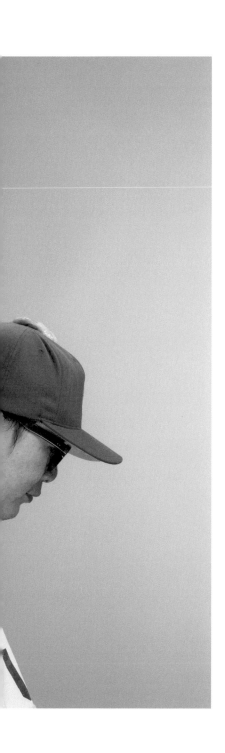

人體穴位圖
五運平衡法

「按法、壓法、敲法、推法、拍法」
此五種方法人人皆可適用
男女老少皆可以擷取一個方法
按部就班以輕按、加壓，或推、或敲、或拍
如此即可喚醒沉睡的肌肉與血液
對於促進血液循環有無可取代的功效

十二經循行圖

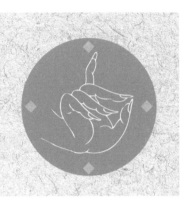

手三陰經歌訣

| 手太陰肺經 |

手太陰肺十一穴
中府雲門天府訣
俠白尺澤孔最存
列缺經渠太淵涉
魚際少商如韭葉

| 手厥陰心包經 |

九穴心包手厥陰
天池天泉曲澤深
郄門間使內關對
大陵勞宮中衝侵

| 手少陰心經 |

九穴午時手少陰
極泉青靈少海深
靈道通里陰郄遂
神門少府少衝尋

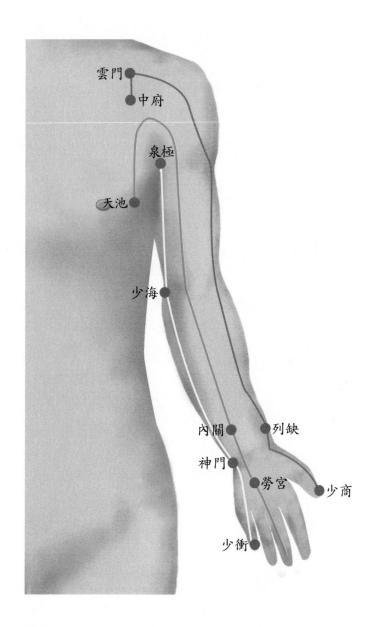

雲門

中府

泉極

天池

少海

內關

列缺

神門

勞宮

少商

少衝

手三陽經歌訣

|手陽明大腸經|

手陽明穴起商陽
二間三間合谷藏
陽谿偏歷溫溜長
下廉上廉手三里
曲池肘髎五里近
臂臑肩髃巨骨當
天鼎扶突禾髎接
鼻旁五分號迎香

|手少陽三焦經|

二十三穴手少陽
關衝液門中渚旁
陽池外關支溝正
會宗三陽（絡）四瀆長
天井清冷淵消濼
臑會肩髎天髎堂
天牖翳風瘈脈青
顱息角孫絲竹空
和髎耳門聽有常

| 手太陽小腸經 |

手太陽穴十一九
少澤前谷後谿藪
腕骨陽谷養老繩
支正小海外輔肘
肩貞臑俞接天宗
髎外秉風曲垣首
肩外俞連肩中俞
天窗乃與天容偶
銳骨之端上顴髎
聽宮耳前珠上走

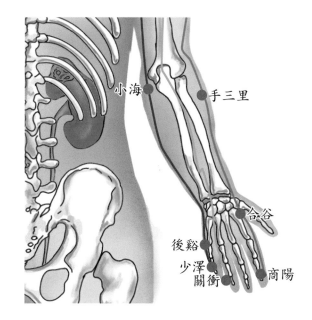

小海　手三里
合谷
後谿
少澤
關衝　商陽

足三陰經歌訣

| 足厥陰肝經 |

一十三穴足厥陰

大敦行間太衝侵

中封蠡溝中都近

膝關曲泉陰包臨

五里陰廉急脈躍

章門常對期門深

| 足少陰腎經 |

足少陰穴二十一

湧泉然谷太溪溢

大鐘水泉通照海

復溜交信築賓實

陰谷膝內跗骨後

以上從足走至膝

橫骨大赫聯氣穴

四滿中注肓俞臍

商曲石關陰都密

通谷幽門寸半辟

折量腹上分十一

步廊神封膺靈墟

神藏彧中俞府畢

| 足太陰脾經 |

二十一穴脾中州
隱白在足大趾頭
大都太白公孫盛
商丘三陰交可求
漏谷地機陰陵泉
血海箕門衝門開
府舍腹結大橫排
腹哀食竇連天溪
胸鄉周榮大胞隨

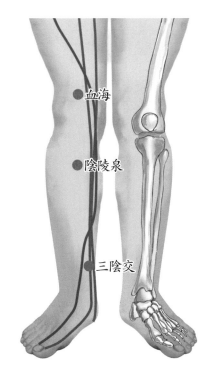
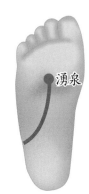

血海

陰陵泉

三陰交

湧泉

足三陽歌訣

|足陽明胃經|

四十五穴足陽明
頭維下關頰車停
承泣四白巨髎經
地倉大迎對人迎
水突氣舍連缺盆
氣戶庫房屋翳屯
膺窗乳中延乳根
不容承滿梁門起
關門太乙滑肉門
天樞外陵大巨存
水道歸來氣衝次
髀關伏兔走陰市
梁丘犢鼻足三里
上巨虛連條口位
下巨虛跳上豐隆
解谿衝陽陷谷中
內庭厲兌經穴終

|足少陽膽經|

足少陽穴瞳子髎
四十四穴行迢迢
聽會上關頷厭集
懸顱懸厘曲鬢翹
率谷天沖浮白次
竅陰完骨本神邈
陽白臨泣目窗關
正營承靈腦空搖
風池肩井淵腋部
輒筋日月京門標
帶脈五樞維道續
居髎環跳風市招
中瀆陽關陽陵泉
陽交外丘光明宵
陽輔懸鐘丘墟外
足臨泣地五俠溪
第四指端竅陰畢

足太陽膀胱經

足太陽經六十七
晴明目內紅肉藏
攢竹眉衝與曲差
五處寸半上承光
通天絡卻玉枕昂
天柱後際大筋外
大杼背部第二行
風門肺俞厥陰四
心俞督俞膈俞強
肝膽脾胃俱挨次
三焦腎氣海大腸
關元小腸到膀胱
中膂白環仔細量
自從大杼到白環
各各節外寸半長
上髎次髎中復下
一空二空腰髁當
會陽陰尾骨外取
附分俠脊第三行
魄戶膏肓與神堂
譩譆膈關魂門九

陽綱意舍仍胃倉
肓門志室胞肓續
二十椎下秩邊場
承扶臀橫紋中央
殷門浮郄到委陽
委中合陽承筋是
承山飛揚踝跗陽
崑崙僕參連申脈
金門京骨束骨忙
通谷至陰小指旁

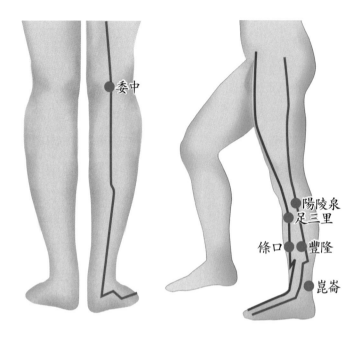

委中

陽陵泉
足三里
條口　　豐隆
崑崙

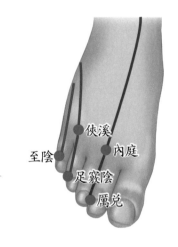

俠溪
至陰　　内庭
足竅陰
厲兌

督脈歌訣

督脈中行二十七
長強腰俞陽關密
命門懸樞接脊中
筋縮至陽靈台逸
神道身柱陶道長
大椎平肩二十一
啞門風府腦戶深
強間後頂百會牽
前頂囟會上星圓
神庭素髎水溝窟
兌端開口唇中央
齦交唇內任督畢

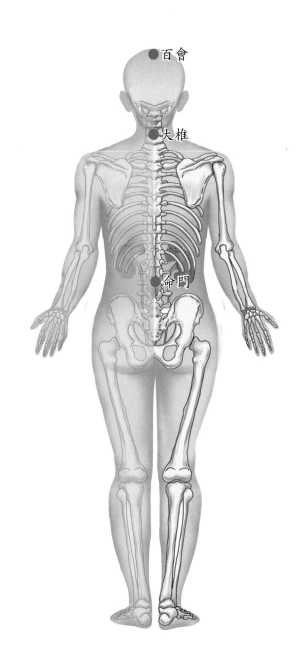

●百會
●大椎
●命門

任脈歌訣

任脈二四起會陰
曲骨中極關元銳
石門氣海陰交仍
神闕水分下脘配
建里中上脘相連
巨闕鳩尾蔽骨下
中庭膻中慕玉堂
紫宮華蓋璇璣後
天突結喉是廉泉
唇下宛宛承漿舍

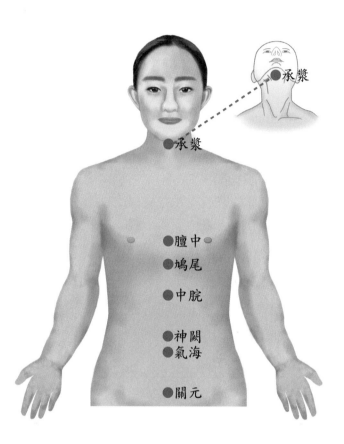

承漿

●承漿
●膻中
●鳩尾
●中脘
●神闕
●氣海
●關元

同身寸法

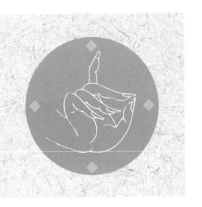

　　「同身寸法」是目前臨床上取穴最為方便的方法，是古人利用比例尺的觀念，以人身尺寸所創設出來，也就是此一比例尺是以自己為比較對象。換句話說，每個人都有高矮，你身體上的一寸，和另一位比你高的人，其身上的一寸，實際上是不等長的。

　　這個方法看似讓人有些質疑，但經現代實際測量統計結果，和古人所用的數據確實是極相近的，可見古人的智慧。

同身寸法

　　「同身寸法」是穴位取穴的比量方法。在《靈樞・骨度》測量中，一個人的標準高度若為7尺5寸，橫度（兩手平舉）也是7尺5寸，就依此比例訂定出人體各部的分寸。

其他同身寸簡易取穴法

　　1.如兩耳尖運用兩手拇指連接，兩手食指上到頭頂碰到處，就能

取到「百會穴」。

　　2.又一個人立正站好，兩手自動垂下，中指貼褲縫，取到「風市穴」等都是。

臨床上常用的四種取穴法

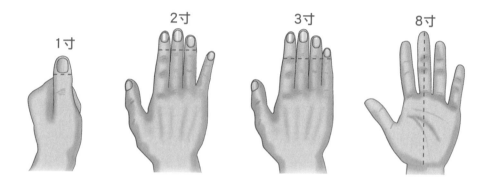

1寸　　2寸　　3寸　　8寸

| 一、同身寸1寸 |

患者的拇指第一節寬度。

| 二、同身寸2寸 |

食指、中指、無名指，三指併攏橫幅寬度。

| 三、同身寸3寸 |

從食指到小指併攏橫幅關節處的寬度。

| 四、同身寸8寸 |

從中指指尖到腕橫紋處。

守田五運平衡法

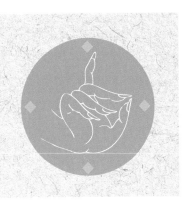

　　「守田五運平衡法」是以五行的概念——木、火、土、金、水，對應身體肝、心、脾、肺、腎五臟，提出的五種方法，以易學、易懂、人人能做的快速學習法，創造出一個中道調理的有效方法。

　　此中道調理方法以五運「按法、壓法、敲法、推法、拍法」為首做代表，期許體內有相互關係的臟腑能氣血暢通；不論男女老少，我們運用不急不徐的操作方式，每日只要15分鐘，按圖索驥，簡易的運用一個操作法勤以施作，即可強身、健身，進而更美麗，讓自信倍增，這是雙手萬能帶給我們最大的幸福。

按 、 壓 、 敲 、 推 、 拍

　　「按法、壓法、敲法、推法、拍法」，此五種方法人人皆可適用，除了長期臥床者要特別謹慎，必須輕柔善待外，男女老少皆可以擷取一個方法，按部就班以輕按、加壓，或推、或敲、或拍，如此即可喚醒沉睡的肌肉與血液，對於促進血液循環有著無可取代的極大功效。

　　應注意的地方是，以「一秒兩次」的操作動作較為合理，千萬別太使勁或快速的操作任何一法。因為長期不舒適者，或從來都沒有如此按壓經驗的人，多半不是累積過久，就是太不舒服了，才想到要尋求解除的方法，所以初期應以「緩」與「持續」為上策。調理的穴位中，都有時間與次數的提示，這是我長時間觀察與經驗的累積。邀請大家依序操作，才可事半功倍，達到更健康的預期效果。

　　許多人都知道疼痛處即是經穴堵塞之處，所謂「痛則不通」，實際也正是如此，但是為了想快速減少疼痛，就直接給予痛處強烈的刺激或者一次就想要通暢，說真的，那是不可能的事，如此只會增加疼痛後的第二種問題出現，如發炎、腫脹等。所以中醫早有「急者治其標，緩者治其本」說法；台語諺語「吃緊弄破碗」就是其意。

操 作 五 法 前 須 知

1. 一個乾淨的環境，自己或者雙方保持一份寧靜的心情。
2. 進行操作者，請注意手部的清潔。
3. 適當的塗抹潤滑油或精油，亦可使用優質的刮痧板輔具作為協助，可以更快速使肌肉軟堅散結，避免皮膚承受不必要的傷害，達到改善的目的。
4. 進行之後最好喝200cc溫水，讓身體保暖、暢通為宜。
5. 倘若時間允許，起身走動3～5分鐘最佳。

養生導引

按法

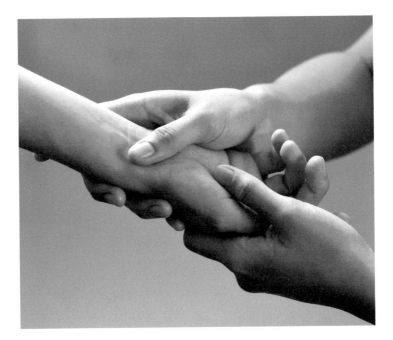

【功　　用】能喚醒肌肉啟動身體機制，達到疏筋活
　　　　　　絡、放鬆肌肉之功能。

【進行方式】適合全身定點按，或者移動式的按法，
　　　　　　千萬不能用力過猛。

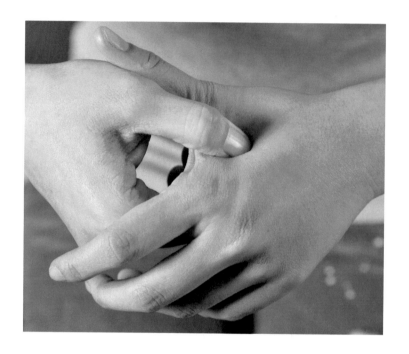

【功　　用】對於血脈的刺激與帶動有幫助循環及代謝
　　　　　　的作用，能快速消除疲勞，活血止痛。

【進行方式】比按法加大、加深一些力度，如手上、髮
　　　　　　際、腹部、背部、大腿、腳掌等處。

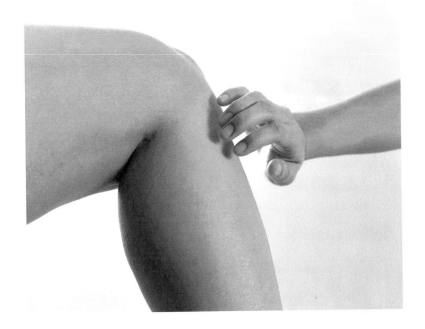

【功　　　用】刺激肌肉組織產生反射性的收縮，進而增加
　　　　　　　肌肉的氧氣，也是調和氣血最緩和的方式。

【進行方式】運用指腹，通常使用於頭部、胸腔任脈，以
　　　　　　　及背部、四肢較為疼痛處，此法亦有祛風散
　　　　　　　寒之功。

推 法

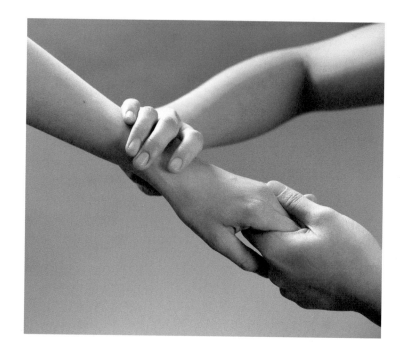

【功　　用】能舒緩疼痛，使肌肉能鎮靜止痛。對於肌肉較緊繃或
　　　　　　無重大疾病者，可加重推的力度，更可以達到疏通經
　　　　　　絡、活絡散瘀、恢復疲勞、加速讓靜脈回流等作用。

【進行方式】1.善用雙手，掌心、十指、魚際，任何一個部位最得心
　　　　　　　應手的方式，在速度與力道上稍加變化。

　　　　　　2.運用輕推方式，及適當的刮痧板輔具，更有效、快速。

　　　　　　3.推法在進行時，盡量手指與掌心緊貼體表，力度要平
　　　　　　　穩，速度要緩而均勻，這是全身各部位都適用的方法。

拍 法

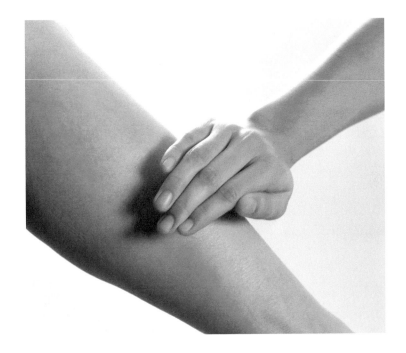

【功　　用】具有促進血液循環、調節與刺激神經肌
　　　　　　肉興奮的作用。對於運動選手或運動過
　　　　　　後的人，亦能快速消除疲勞。

【進行方式】運用指腹與掌心調理全身，通常多用於
　　　　　　肩背、腿、腰臀及四肢肌肉較為肥厚
　　　　　　處，掌心與腳底也可運用。坊間有許多
　　　　　　優質的刮痧棒，若能慎選之，佐以輔
　　　　　　助，亦可達到事半功倍之效用。

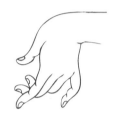

上 醫 治 未 病
健 康 好 Easy
楊麗華教你成為回春妙手

作　　　者	楊麗華
執 行 編 輯	田美玲・阮愛惠
美 術 編 輯	不倒翁視覺創意
封 面 設 計	翁翁
攝　　　影	何曰昌・青樺婚紗（依首字筆畫順序排列）
繪　　　圖	程凱犖・包忠惠
照 片 提 供	楊麗華
出版・發行	香海文化事業有限公司
發 行 人	慈容法師
執 行 長	妙蘊法師
地　　　址	241新北市三重區三和路三段117號6樓
	110臺北市信義區松隆路327號9樓
電　　　話	(02)2971-6868
傳　　　真	(02)2971-6577
香海悅讀網	www.gandha.com.tw
電 子 信 箱	gandha@gandha.com.tw
劃 撥 帳 號	19110467
戶　　　名	香海文化事業有限公司
總 經 銷	時報文化出版企業股份有限公司
地　　　址	333桃園縣龜山鄉萬壽路二段351號
電　　　話	(02)2306-6842
法 律 顧 問	舒建中・毛英富
登 記 證	局版北市業字第1107號
定　　　價	新臺幣340元
出　　　版	2017年12月初版一刷
	2024年4月初版七刷
I S B N	978-986-95215-2-9
建 議 分 類	中醫・經絡・穴位・養生

國家圖書館出版品預行編目(CIP)資料

上醫治未病 健康好Easy：
楊麗華教你成為回春妙手 / 楊麗華作.
-- 初版. -- 新北市：香海文化, 2017.12
224面；17X21公分
ISBN 978-986-95215-2-9（平裝）

413.21　　　　　　　　106018251